| 常见病预防与调养丛书 |

产后疾病
预防与调养

主编 郭 力 李廷俊

CHANHOUJIBING
YUFANGYUTIAOYANG

中国中医药出版社
·北京·

图书在版编目（CIP）数据

产后疾病预防与调养 / 郭力，李廷俊主编 . —北京：中国中医药
出版社，2016.9

（常见病预防与调养丛书）

ISBN 978－7－5132－3159－6

Ⅰ . ①产… Ⅱ . ①郭… ②李… Ⅲ . ①产褥病－防治
Ⅳ . ① R714.6

中国版本图书馆 CIP 数据核字（2016）第 017230 号

中国中医药出版社出版

北京市朝阳区北三环东路 28 号易亨大厦 16 层
邮政编码　100013
传真　010 64405750
三河市宏达印刷有限公司印刷
各地新华书店经销

开本 880×1230　1/32　印张 12.25　字数 334 千字
2016 年 9 月第 1 版　2016 年 9 月第 1 次印刷
书号　ISBN 978－7－5132－3159－6

定价　37.00 元
网址　www.cptcm.com

社长热线　010 64405720
购书热线　010 64065415　010 64065413
微信服务号　zgzyycbs

书店网址　csln.net/qksd/
官方微博　http：//e.weibo.com/cptcm
淘宝天猫网址　http：//zgzyycbs.tmall.com

内容提要

　　本书重点介绍妇女产后疾病的预防及调养，包括中药方剂、药茶、药粥、药汤、保健菜肴、药浴及按摩、刮痧、拔罐等调养方法。

　　全书共二十二章，介绍的产后疾病主要包括：胎盘滞留，产后出血，产后恶露不下，产后恶露不净，产后子宫复旧不全，产后子宫脱垂，产后发热，产后血晕，产后头痛，产后咳喘，产后缺乳，产后乳汁自出，产褥期乳腺炎，产褥感染，产后排尿异常，产后便秘，产后腹泻，产后腹痛，产后关节痛，产后自汗盗汗，产后痉症，产后失眠等。

　　本书主要是向产妇及其家属提供一些产后疾病食疗、药膳、按摩、刮痧、拔罐等调养及保健的常识，广大产妇可根据自身情况选择试用。

远离疾病，做自己的健康管家

我们每个人都希望自己健康长寿，然而"人吃五谷杂粮而生百病"，生老病死是客观的自然规律。在日常生活中，经常会有各种疾病找上门来，干扰我们的生活，甚至剥夺我们的生命。其实，生病就是疾病在生长！如果想要阻止疾病的生长，首先得知道生病的原因是什么，据此而预防疾病，调养身体。

从营养学的角度而言，人生病的原因可分为两大类：第一，各种细菌和病毒的入侵，比如感冒、流行病等；第二，不良生活方式导致的疾病，比如高血压、糖尿病等。无论是哪种原因，疾病都会导致人体细胞异常，继而发生各种不同的症状。从中医学的角度分析，人之所以会生病，主要有两方面原因：一是人自身抵抗力的下降——正气不足，二是外界致病因素过于强大——邪气过盛。在疾病过程中，致病邪气与机体正气之间的盛衰变化，决定着病机的虚或实，并直接影响着疾病的发展变化及其转归。"未雨绸缪"，"未晚先投宿，鸡鸣早看天"，凡事预防在先，这是中国人谨遵的古训。"不治已病治未病"是早在《黄帝内经》中就提出来的防病养生谋略，是至今为止我国卫生界所遵守的"预防为主"战略的最早思想，它包括未病先防、已病防变、已变防渐等多个方面的内容，这就要求人们不但要治病，而且要防病，不但要防病，而且要注意阻挡病变发生的趋势，并在病变未产生之前就想好能够采用的救急方法，这样才能达到"治病十全"的"上工之术"。

中医学历来重视疾病的预防。一是未病养生，防病于先：指未患病之前先预防，避免疾病的发生，这是老百姓追求的最高境界。二是欲病施治，防微杜渐：指在疾病无明显症状之前要采取措施，治病于初始，避免机体的失衡状态继续发展。三是已病早治，防止传变：指疾病已经存在，要及早诊断，及早治疗，防其由浅入深，或发生脏腑之间的传变。另外，还有愈后调摄、防其复发：指疾病初愈，正气尚虚，邪气留恋，机体处于不稳定状态，脏腑功能还没有完全恢复，此时机体或处于健康未病态、潜病未病态，或欲病未病态，故要注意调摄，防止疾病复发。要想拥有健康的身体，就要学会预防疾病，做到防患于未然。

鉴于此，我们组织编写了"常见病预防与调养丛书"，本丛书以"未病应先防，患病则调养"的理念，翔实地介绍了临床常见病的病因、病症和保健预防、调养等，帮助人们更加具体地了解常见疾病的相关知识。让广大读者远离疾病，做自己的健康管家！

"常见病预防与调养丛书"目前推出了临床常见病——糖尿病、高血压、高脂血症、肥胖症、脂肪肝、冠心病、妇科疾病、妊娠疾病、产后疾病、乳腺疾病、月经疾病、小儿常见病等疾病的预防与调养，未来还将根据读者需求，陆续出版其他常见病的预防与调养书册，敬请广大读者关注。

编者

2016 年 8 月

编写说明

....

经、孕、胎、产是大多数女性一生中要经历的特殊生理阶段。在"产"这段特殊时期，产妇由于经历了特殊的生理变化，身体常常处于"虚""瘀""浮"的状态。分娩时的产伤、出血以及体力消耗，会耗气伤血，导致气血两虚。由于阴血虚损，阳气易浮，产妇在产后会出现怕风、恶寒、微热等现象，抗病能力明显减弱。因此，加强产后调养显得尤为重要。

但产后疾病的预防与调养也要讲究科学的方法。长期以来，中医学在此方面积累了丰富的经验。为了帮助产妇预防和治疗产褥期的各种疾病，保持身体健康，我们组织编写了本书。

本书重点介绍妇女产后疾病的预防及调养，具体包括中药方剂、药茶、药粥、药汤、保健菜肴、药浴及按摩、刮痧、拔罐等调养方法。

全书共二十二章，所涉及的产后疾病主要包括：胎盘滞留，产后出血，产后恶露不下，产后恶露不净，产后子宫复旧不全，产后子宫脱垂，产后发热，产后血晕，产后头痛，产后咳喘，产后缺乳，产后乳汁自出，产褥期乳腺炎，产褥感染，产后排尿异常，产后便秘，产后腹泻，产后腹痛，产后关节痛，产后自汗盗汗，产后痉症，产后失眠等。

本书主要是为产妇及其家属提供产后疾病食疗、药膳、按摩、刮痧、拔罐等调养及保健的常识，语言通俗易懂，深入浅出，在选方用药上突出"简、便、廉"的特色，力求疗效可靠，适合普通家庭配方以及广大产妇根据自身情况选择使用。

由于编者水平有限，敬请广大读者多提宝贵意见或建议，以便及时修订与完善。

编者

2016 年 8 月

目　录

一
....

胎盘滞留

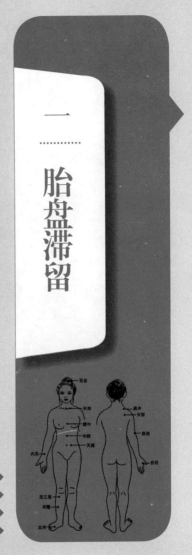

- 病因
- 症状
- 预防
- 调养

胎儿娩出后30分钟，全部或者部分胎盘，或者胎膜留在子宫内，称为胎盘滞留，是产后出血的一个重要原因。本病相当于中医学"胞衣不下"的范畴。

病　因

　　胎盘滞留多因产妇素体气虚，或因孕期多病，造成正气损伤，或产时用力过早而耗气，产程延长，气虚无力无法排出胎盘；或因瘀血阻于子宫，血凝气滞，使胞衣不能及时排出。此外，由于多次人工流产使子宫壁受损，或产妇本身存在子宫内膜炎、子宫肌瘤、子宫畸形，或在临产时不恰当地应用子宫收缩剂等，都能引起胎盘滞留。

症　状

　　本病可以分成2种类型，具体症状如下：

　　（1）气虚　产后胎盘滞留，下腹不痛不胀，阴道出血量大，头晕心悸，气短神疲，面色白。舌淡苔薄，脉虚弱。

　　（2）血瘀　产后胎盘滞留，下腹胀急，疼痛拒按，甚或胸胁胀闷，面色紫黯。舌黯红，脉弦涩。

预　防

　　（1）产妇在分娩前宜充分休息，注意进食、饮水及排尿，分娩时精神放松，保存体力，便可避免子宫收缩乏力。这样不但为胎儿的顺利娩出创造良好的条件，也可预防胎盘滞留及产后出血。

（2）做好计划生育宣传教育，避免多次流产刮宫或流产后短期内再次妊娠，以减少因子宫内膜缺损而发生植入胎盘的可能性。

（3）正确处理产程，尤其第三产程，防止宫缩欠佳或过度刺激宫缩。

（4）在家中分娩，胎盘迟迟不下时，应及时转送医院处理。切忌乱揉子宫，强拉脐带，或在脱出的脐带上系以重物等，以免造成胎盘剥离不全、子宫翻出或产褥感染。

调 养

中药方剂

◎ 加参生化汤

【材料】 川芎 8 克，当归 9 克，炙甘草 6 克，炮姜 5 克，桃仁 10 克，红参 8 克。

【制法】 上药加适量水煎煮，连煎 2 次，去渣取汁，将 2 次药汁合并。

【用法】 每日 1 剂。早、晚各 1 次，温热口服。

【功效】 补气益血行瘀。适用于气虚型胎盘滞留。

◎ 夺命丸合失笑散

【材料】 牡丹皮 10 克，桃仁 10 克，茯苓 10 克，赤芍 10 克，桂心 5 克，蒲黄 10 克，五灵脂 10 克。

【制法】 上药加适量水煎煮，连煎 2 次，去渣取汁，将 2 次药汁合并。

【用法】 每日 1 剂。早、晚各 1 次，温热口服。

【功效】 活血化瘀。适用于血瘀型胎盘滞留。

◎ 补阳还五汤

【材料】 炙黄芪 30 克，当归尾 10 克，川芎 6 克，桃仁 10 克，红花 10 克。

【制法】 上药加适量水煎煮，连煎 2 次，去渣取汁，将 2 次药汁合并。

【用法】 早、晚分 2 次空腹服下，每天 1 剂，连服 5 ~ 10 剂。

【功效】 活血化瘀。适用于血瘀型胎盘滞留。

◎ 理中消瘀汤

【材料】 干姜 15 克，人参 10 克，白术 10 克，炙甘草 5 克，当归 10 克，蒲黄 6 克。

【制法】 上药加适量水煎煮，连煎 2 次，去渣取汁，将 2 次药汁合并。

【用法】 早、晚分 2 次空腹服下，每天 1 剂，连服 5 ~ 10 剂。

【功效】 温中散寒，补气健脾。适用于血瘀型胎盘滞留。

◎ 加味失笑散

【材料】 蒲黄 10 克，五灵脂 10 克，川牛膝 10 克，没药 6 克，血竭 6 克，川芎 6 克，红花 3 克。

【制法】 上药加适量水煎煮，连煎 2 次，去渣取汁，将 2 次药汁合并。

【用法】 早、晚分 2 次空腹服下，每天 1 剂，连服 5 ~ 10 剂。

【功效】 活血祛瘀，散结止痛。适用于血瘀型胎盘滞留。

◎ 产后生化汤

【材料】 当归 10 克，川芎 10 克，桃仁 6 克，桂枝 6 克，炮姜 7 克，黄酒 20 毫升，炙甘草 5 克。

【制法】 上药加适量水煎煮，连煎 2 次，去渣取汁，将 2 次药汁合并。

【用法】 早、晚分 2 次空腹服下，每天 1 剂，连服 5 ~ 10 剂。

【功效】 活血祛瘀，温经止痛。适用于寒凝血瘀型胎盘滞留。

◎ 祛瘀散结汤

【材料】 熟地黄 20 克，当归 15 克，淮牛膝 10 克，炒黑豆 10 克，赤芍 10 克，炙甘草 10 克，生蒲黄 6 克，肉桂 3 克，炮姜 3 克。

【制法】 上药共加水 1000 毫升左右，将药浸泡 20 分钟后煮沸，再以文火煎 40 分钟左右，取汁。药渣再加水 500 毫升，煎法同上。将 2 次药汁合并。

【用法】 早、晚分 2 次空腹服下。每天 1 剂，连服 5 ~ 10 剂。

【功效】 补血，温通经脉。适用于寒凝血瘀型胎盘滞留。

药茶

◎ 燕麦茶

【材料】 燕麦全草 90 ~ 120 克，米醋 100 克。

【制法】 将燕麦加水煎汤去渣，入醋再煎沸即成。

【用法】 温热代茶饮。

【功效】 活血化瘀，温经散寒。适用于血瘀型胎盘滞留。

◎ 当归茶

【材料】 当归 15 克，大枣 5 枚，红糖适量。

【制法】 将当归、大枣洗净，煎煮 30 分钟，去渣取汁，加入红糖调味。

【用法】 代茶常饮。

【功效】 补益气血，温通经脉。适用于气虚型胎盘滞留。

◎ 干姜桂圆茶

【材料】 干姜 6 克，干桂圆 5 枚，红糖适量。

【制法】 将干姜洗净切片，桂圆去皮，煎煮 30 分钟，加入红糖调味。

【用法】 代茶常饮。

【功效】 温通经脉。适用于寒凝血瘀型胎盘滞留。

◎ 慈菇茶

【材料】 鲜慈菇的茎叶适量。

【制法】 将鲜慈菇的茎叶洗净，切碎捣烂绞汁 1 小杯，用温黄酒半杯和匀。

【用法】 代茶饮。

【功效】 活血行瘀。适用于血瘀型胎盘滞留。

【禁忌】 有小毒，正气不足、体质虚弱者慎用。

◎ 参芪茶

【材料】 人参 10 克，黄芪 10 克，红糖适量。

【制法】 将人参、黄芪洗净，煎煮 30 分钟，去渣取汁，调入红糖调味即可。

【用法】 代茶常饮。

【功效】 补益气血，温通经脉。适用于气虚型胎盘滞留。

◎ 党参桃仁茶

【材料】 党参 20 克，桃仁 10 克，红糖适量。

【制法】 将党参、桃仁洗净，煎煮 30 分钟，去渣取汁，调入红糖调匀即可。

【用法】 代茶常饮。

【功效】 益气活血，温通经脉。适用于气虚血瘀型胎盘滞留。

◎ 鲜藕茶

【材料】 鲜藕 60 克。

【制法】 用榨浆机榨汁，加入适量红糖调匀即可。

【用法】 代茶常饮。

【功效】 消瘀止血。适用于血瘀型胎盘滞留。

药粥

◎ 山药粥

【材料】 山药30克，当归10克，粳米100克，白糖适量。

【制法】 将山药洗净切片，与淘洗干净的粳米一同放入锅中，加适量水，用中火煎煮约45分钟。至粥熟，加入适量白糖调匀。

【用法】 早、晚餐食用。

【功效】 补中益气，化瘀止血。适用于气血虚弱型胎盘滞留。

◎ 刀豆粳米粥

【材料】 刀豆20克，羊肉50克，粳米100克，精盐适量。

【制法】 将羊肉洗净切片，刀豆洗净，与淘洗干净的粳米一同放入锅中，加适量水。用大火煮沸后，再用中火煎煮约30分钟，至粥熟，加入适量精盐即可食用。

【用法】 早、晚餐食用。

【功效】 活血祛寒。适用于寒凝血瘀胎盘滞留。

◎ 炮姜核桃粥

【材料】 炮姜10克，核桃仁15克，粳米100克，白糖适量。

【制法】 将炮姜、核桃仁洗净切片，与淘洗干净的粳米一同放入锅中，加适量水，用中火煎煮约45分钟。至粥熟，加入适量白糖调匀。

【用法】 早、晚餐食用。

【功效】 活血祛寒，温通经脉。适用于寒凝血瘀型胎盘滞留。

◎ 桂圆大枣粥

【材料】 桂圆20克，大枣10枚，粳米100克。

【制法】 将桂圆、大枣洗净，与淘洗干净的粳米一起放入锅中，加适量水，用中火煎煮约45分钟。等到粥熟，即可食用。

【用法】 早、晚分食。

【功效】 补中益气，化瘀止血。适用于气血虚弱型胎盘滞留。

◎ 刀豆羊肉粥

【材料】 刀豆 20 克，羊肉 50 克，粳米 100 克，精盐、味精适量。

【制法】 将羊肉洗净切片，刀豆洗净，与淘洗干净的粳米一起放入锅中，加适量水。用大火煮沸后，再用中火煎煮大约 30 分钟。至粥熟，加入适量精盐、味精调味即可食用。

【用法】 早、晚分食。

【功效】 活血祛寒，温通经脉。适用于寒凝血瘀型胎盘滞留。

药汤

◎ 行血逐瘀猪肉汤

【材料】 全当归 10 克，益母草 10 克，苏木 10 克，蒲黄 5 克，五灵脂 5 克，牡丹皮 5 克，淮牛膝 5 克，川芎 5 克，桃仁 3 克，肉桂 1 克，炙甘草 2 克，猪瘦肉 250 克，精盐适量。

【制法】 将前 11 味药装入布袋，与洗净切块的猪瘦肉一同放入砂锅中，加水炖汤，加精盐调味。

【用法】 佐餐食用。

【功效】 行血逐瘀。适用于血瘀型胎盘滞留。

药酒

◎ 五加枸杞子酒

【材料】 五加皮 80 克，枸杞子 80 克，钟乳石 100 克，杜仲 200 克，生地黄 24 克，丹参 24 克，天冬 48 克，蛇床子 40 克，干姜 36 克，低度米酒 2000 毫升。

【制法】 将上药捣碎成粗末，放入酒坛中，倒入低度米酒，搅拌均匀，加盖密封浸泡 7 ～ 10 天，启封滤去药渣，澄清装瓶，即可饮用。

【用法】 口服，每日2次，早、晚各服50毫升，逐渐加至100毫升，不善饮酒者可用温开水稀释服用。

【功效】 补肾壮腰，祛风除湿，舒筋活络，温经散寒。适用于血瘀型胎盘滞留。

保健菜肴

◎ 米醋鹌鹑蛋

【材料】 米醋10克，鹌鹑蛋1个。

【制法】 将蛋打破搅匀，米醋煮沸，冲沏成蛋花。

【用法】 佐餐食用。

【功效】 活血行瘀。适用于血瘀型胎盘滞留。

◎ 人参鹌鹑蛋

【材料】 人参6克，鹌鹑蛋2个，米醋100克。

【制法】 人参加水，煎取药汁，然后将药汁与醋一起煮沸，冲入打开搅匀的鹌鹑蛋中。

【用法】 佐餐食用。

【功效】 补气益血，行瘀。适用于气虚型胎盘滞留。

熏洗法

◎ 法1

【组方】 川芎60克，当归60克。

【用法】 水煎，熏洗外阴。

◎ 法2

【组方】 葱白适量。

【用法】 取葱白煎浓汤，熏洗外阴。

按摩法

◎ 法1

【操作方法】 仰卧位，医者点按关元、气海、中极。

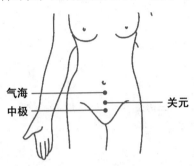

气海
中极
关元

◎ 法2

【操作方法】 侧卧位，医者用拇指点按脾俞、肾俞。

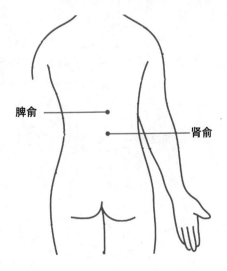

脾俞
肾俞

◎ 法 3

【操作方法】 仰卧位，医者采取提拿三阴交，点按血海、三阴交。

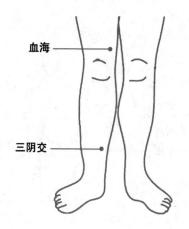

◎ 法 4

【操作方法】 仰卧位，点按气海。

◎ 法 5

【操作方法】 仰卧位，采取提拿足三阳法，点按足三里。

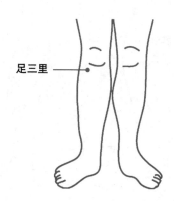

敷 贴 法

◎ 熨敷法 1

【组方】 艾叶 30 克。

【用法】 将艾叶炒热熨少腹。

◎ 熨敷法 2

【组方】 桂枝 10 克，桃仁 10 克，当归 10 克。

【用法】 将上药炒热熨少腹。

◎ 熨敷法 3

【组方】 红蓖麻叶 60 ～ 90 克。

【用法】 将红蓖麻叶捣烂酒炒封脐，药转凉后可再换药。

◎ 熨敷法 4

【组方】 黑豆 300 克，陈米醋 300 ～ 500 毫升。

【用法】 将黑豆放锅中炒爆，加入陈米醋同煎煮数沸，待半干时将黑豆取出，装入袋中熨脐孔与脐下。

◎ 足敷法 1

【组方】 红花 10 克，川芎 10 克，炮姜 6 克，食醋适量。

【用法】 将上述前 3 味中药研成细末，用食醋和成糊状，睡前敷于双足涌泉穴，用纱布和胶布固定，次日晨起时去掉。

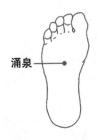

涌泉

◎ 足敷法 2

【组方】 桂枝 15 克，当归 10 克，炮姜 6 克，食醋适量。

【用法】 将上述前 3 味中药研成细末，用食醋和成糊状，睡前敷于双足涌泉穴，用纱布和胶布固定，次日晨起时去掉。

◎ 足敷法 3

【组方】 炙黄芪 15 克。肉桂 3 克，升麻 6 克，食醋适量。

【用法】 将上述前 3 味中药研成细末，用食醋和成糊状，睡前敷于双足涌泉穴，用纱布和胶布固定，次日晨起时去掉。

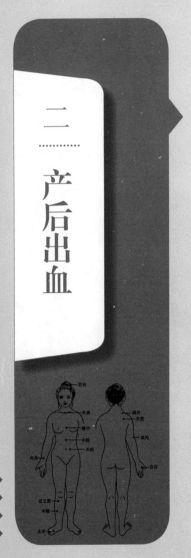

二

产后出血

病因

症状

预防

调养

胎儿娩出后，随着胎盘的排出，产妇都会有一定量的出血（一般为 100～300 毫升），这是正常现象，但如果 24 小时内阴道流血量超过 500 毫升者，则称为产后出血。产后出血包括胎儿娩出后至胎盘娩出前，胎盘娩出至产后 2 小时以及产后 2 小时至 24 小时三个时期，多发生在前两期。产后出血为产妇重要的死亡原因之一，目前在我国居首位。产妇一旦发生产后出血，预后多不良。休克较重持续时间较长者，即使获救，仍有可能发生严重的继发性垂体前叶功能减退后遗症，故应特别重视做好防治工作。本病相当于中医学"产后血崩"范畴。

病　因

产后出血的原因较常见的有：

（1）子宫收缩乏力　如羊水过多、双胎或多胎、子宫肌瘤、过多使用镇静剂、产程延长、尿潴留及妊娠高血压综合征等引起。

（2）产道损伤　包括软产道与骨产道损伤。

（3）胎盘因素　包括胎盘滞留、胎盘残留、胎盘植入等。前置胎盘与胎盘早剥虽然产前有出血，但也有可能影响到产后，引起产后出血。

（4）全身性慢性疾病　包括肝炎、肾炎和凝血功能障碍性疾病等。

症　状

本病可以分成3种类型，症状如下：

（1）气虚　产后下血如崩，色红，少腹不痛，头晕眼花，面色苍白，心悸气短，四肢冰冷，冷汗淋漓。舌质淡，苔薄，脉沉细而数。

（2）**血瘀**　产后血崩，色紫黯，有块，少腹疼痛拒按，按之似有硬块，面色白，精神疲乏。舌苔薄润，脉沉弦或细而数。

（3）**外伤**　胎儿和胎盘娩出后持续出血，色鲜红，心烦不安，或精神抑郁。舌质淡红，苔薄白，脉沉细。

预　防

（1）要有计划的生育，因为人工流产易损伤子宫内膜，如果损伤到子宫内膜的基底层，怀孕时胎盘就易发生植入和粘连，使得分娩时发生产后出血的可能性增大。

（2）定期做好产检及围产期保健，及时发现问题，如合并妊娠期并发症，应积极配合医生进行治疗。

（3）孕期如果出现贫血现象，要积极纠正，饮食上要注意不能挑食，必要时需在医生指导下用药物来纠正贫血。

（4）选择合适的分娩方式，在分娩过程中，积极配合医护人员，调整好呼吸，顺利完成分娩。

（5）产后要及时排尿。有些产妇因为怕疼，憋着尿不敢上厕所，其实这是不好的，因为尿潴留会影响到子宫的收缩，也是引起产后出血的一个诱因。还有，生完小孩后，一般医生和护士都会告诉产妇要学会按摩子宫，通过按摩子宫，能够促进子宫收缩，减少产后出血。另外，当产妇生完小孩后有不适感觉，如肛门坠胀、会阴血肿、头晕乏力等，一定要尽快告诉医生和护士，以便及时采取有效措施。

调　养

中药方剂

◎ 清热化瘀汤

【材料】　党参10克，黄芪10克，延胡索12克，炮姜5克，当归

9克，牡丹皮9克，川芎9克，乌药9克，败酱草30克，蒲公英30克，仙鹤草30克。

【制法】 上药加适量水煎煮，连煎2次，去渣取汁，将2次药汁合并。

【用法】 每日1剂。早、晚各1次，温热口服。

【功效】 清热活血，化瘀止血。适用于外伤型产后出血。

◎ 三七归脾汤

【材料】 三七粉（分冲）6克，人参（另煎）6克，远志6克，木香6克，黄芪30克，当归15克，熟地黄15克，白术10克，茯神10克，酸枣仁10克，龙眼肉10克，血余炭10克，甘草5克。

【制法】 上药加适量水煎煮，连煎2次，去渣取汁，将2次药汁合并。

【用法】 每日1剂。早、晚各1次，温热口服。

【功效】 补气益血，固冲止崩。适用于气虚型产后出血。

◎ 益气止血汤

【材料】 黄芪30克，乌贼骨30克，益母草30克，桑寄生30克，黄芪30克，党参30克，当归15克，茜草炭15克，侧柏炭15克，血余炭15克，炒蒲黄15克，枳壳10克，三七粉（吞服）3克，甘草5克。

【制法】 上药加适量水煎煮，连煎2次，去渣取汁，将2次药汁合并。

【用法】 每日1剂。早、晚各1次，温热口服。

【功效】 益气补肾，活血止血。适用于血瘀型产后出血。

◎ 赤丹汤

【材料】 赤芍15克，丹参15克，当归20克，益母草30克，川芎10克，桃仁10克，炮姜6克，炙甘草3克，黄酒适量。

【制法】 上药加适量水煎煮，连煎 2 次，去渣取汁，将 2 次药汁合并，调入黄酒即成。

【用法】 每日 1 剂。早、晚各 1 次，温热口服。

【功效】 祛瘀散寒，活血止血。适用于血瘀型产后出血。

药茶

◎ 益母草大枣茶

【材料】 益母草 60 克，大枣 30 克。

【制法】 水煎取汁。

【用法】 代茶饮，每日 1 剂。

【功效】 活血化瘀，调经利水。适用于血瘀型产后出血。

◎ 桃仁郁金茶

【材料】 桃仁 10 克，郁金 10 克，红糖适量。

【制法】 将桃仁、郁金洗净加入杯中，用沸水浸泡约 30 分钟，加入红糖调味。

【用法】 代茶常饮。

【功效】 活血祛瘀。用于血瘀型产后出血。

◎ 芪归茶

【材料】 当归 15 克，黄芪 15 克，大枣 5 枚，红糖适量。

【制法】 将当归、黄芪、大枣洗净，加入杯中，用沸水浸泡约 30 分钟，加入红糖调匀。

【用法】 代茶常饮。

【功效】 补益气血，温通经脉。适用于气血亏虚型产后出血。

◎ 蒲黄茶

【材料】 蒲黄 100 克。

【制法】　水煎取汁。

【用法】　代茶饮，每日1剂。

【功效】　活血散瘀。适用于血瘀型产后出血。

药粥

◎ 桃仁粥

【材料】　桃仁10～15克，粳米50克，红糖适量。

【制法】　将桃仁捣碎，加水浸泡，去渣留汁。将粳米洗净，加水煮粥，待粥半熟时加入桃仁汁和红糖适量，炖至粥熟即成。

【用法】　每日晨起温热食。

【功效】　活血化瘀。适用于血瘀型产后出血。

◎ 黄精大枣粥

【材料】　黄精30克，当归10克，大枣10枚，粳米100克，白糖适量。

【制法】　将上3味中药与淘洗干净的粳米一同放入锅中，加适量水，用中火煎煮约45分钟。至粥熟，加入适量白糖调匀。

【用法】　早、晚餐食用。

【功效】　补益气血。适用于血虚型产后出血。

◎ 益母草生化粥

【材料】　当归20克，益母草30克，炙甘草3克，川芎10克，桃仁10克，炮姜6克，粳米100克，红糖适量。

【制法】　将前6味中药加水煎煮，取汁去渣，加放洗净的粳米，加水煮粥。粥成后调入红糖。

【用法】　早、晚餐空腹食用。

【功效】　化瘀止血。适用于血瘀型产后出血。

◎ 玫瑰陈皮粥

【材料】 玫瑰花 15 克，陈皮 10 克，粳米 100 克，白糖适量。

【制法】 将玫瑰花、陈皮洗净，与淘洗干净的粳米一同放入锅中，加适量水。用大火煮沸后，再用中火煎煮约 30 分钟。至粥熟，加入适量白糖调味。

【用法】 早、晚餐食用。

【功效】 疏肝理气，活血止血。适用于气滞型产后出血。

◎ 人参粥

【材料】 人参 3 克，粳米 50 克，冰糖适量。

【制法】 将人参研成细末，和洗净的粳米共放入锅中，加水 500 毫升，以慢火炖至米烂粥稠时，放入冰糖，至冰糖溶化即成。

【用法】 早、晚空腹温热食。

【功效】 补气固脱。适用于气虚血崩型产后出血。

◎ 参豆粥

【材料】 红参 10 克，黄豆 20 克，红糖适量。

【制法】 将红参、黄豆放入煲中，煮成粥状，加入红糖，调匀即成。

【用法】 每日 1 次，空腹温热食。

【功效】 补气固脱。适用于气虚型产后出血。

药汤

◎ 当归羊肉芪姜汤

【材料】 羊肉 500 克，当归 60 克，生姜 30 克，黄芪 30 克，大枣 10 枚。

【制法】 将羊肉洗净切片，然后将当归、黄芪、大枣、生姜洗净，与羊肉一同放入锅中，加水适量。先用武火煮沸，再改为文火炖至肉烂。

　　【用法】　吃肉饮汤。

　　【功效】　益气养血。适用于气虚型产后出血。

◎ 高丽参黄芪猪蹄汤

　　【材料】　高丽参 10 克，黄芪 30 克，猪蹄 1 只（重约 200 克），生姜 15 克，陈皮 5 克，精盐适量。

　　【制法】　将猪蹄洗净，斩块；其余用料洗净，生姜拍烂。用油爆香猪蹄和生姜，放入锅内，加入其余用料及清水适量，大火煮沸后，改用小火煮至猪蹄酥烂，加精盐调味。

　　【用法】　饮汤吃参及猪蹄，一天之内服完。

　　【功效】　补气固脱。适用于气虚型产后出血。

　　【禁忌】　服本方期间禁食萝卜、茶叶；亦不宜与藜芦、五灵脂同用。

◎ 首乌杞豆猪骨汤

　　【材料】　猪骨 250 克，何首乌 30 克，枸杞子 15 克，黑豆 30 克，陈皮 5 克，精盐适量。

　　【制法】　洗净猪骨，去油脂，剁块；其余用料洗净。将全部用料放入锅内，加清水适量，煮至烂熟，加精盐调味。

　　【用法】　饮汤吃枸杞子、黑豆，每天 1 次，连服 10 ～ 15 天。

　　【功效】　补气血，益精髓。适用于气虚型产后出血。

　　【禁忌】　脾虚便溏、中满腹胀者慎用。

◎ 产后补虚汤

　　【材料】　黄芪 60 克，党参 30 克，山药 30 克，大枣 30 克，母鸡肉 200 克，黄酒 30 毫升，精盐适量。

　　【制法】　将鸡肉去油脂，斩块；其余用料洗净。将全部用料放入锅内，加清水适量，隔水炖 2 ～ 3 小时至鸡烂熟，加精盐调味。

【用法】 饮汤吃鸡及党参、大枣、山药，一天之内服完。

【功效】 补脾益气养血。适用于气虚型产后出血。

【禁忌】 阴血两虚者忌用。

◎ 山楂大枣瘦肉汤

【材料】 猪瘦肉 250 克，山楂 30 克，大枣 8 枚，精盐适量。

【制法】 山楂、大枣（去核）洗净；猪瘦肉洗净，切大块。把全部用料放入锅中，加清水适量，大火煮沸后，改小火煲 1 小时，加精盐。

【用法】 饮汤吃肉及大枣、山楂，一天之内服完。

【功效】 健脾开胃，祛瘀止痛。适用于产后出血。

药酒

◎ 阿胶酒

【材料】 阿胶 400 克，黄酒 1000 毫升。

【制法】 用酒在小火上煮阿胶，令化尽。

【用法】 口服，每剂分作 4 次，空腹服，慢慢饮用，不拘时。

【功效】 补血止血。适用于气虚型产后出血。

◎ 地黄煮酒

【材料】 生地黄 6 克，益母草 10 克，黄酒 200 毫升。

【制法】 将前 2 味药捣碎，放入容器中，加入黄酒，密封隔水煮沸 20 分钟后，即可服用。

【用法】 口服，每次 50 毫升，每日 2 次。

【功效】 滋阴养血，调经化痰。适用于血瘀型产后出血。

◎ 二骨酒

【材料】 煅狗头骨（用炭火煅成炭，存性）1 个，煅龙骨 18 克，棉花子（炒）18 克，百草霜 18 克，黄酒适量。

【制法】 将前 4 味药共研细末备用。

【用法】 口服，每次取药末 24 克，用黄酒 20 ～ 30 毫升送下。微见汗佳，日服 1 ～ 2 次，病愈即止。

【功效】 活血散瘀止血。适用于血瘀型产后出血。

◎ 丹参酒

【材料】 丹参 80 克，生地黄 80 克，忍冬藤 80 克，地榆 80 克，艾叶 80 克，黄酒 2000 毫升。

【制法】 将艾叶剪成碎片，其余捣成粗末，全部放入容器中，加黄酒搅拌润湿，水浴加热 1 小时，取出加盖，放阴凉处浸泡 5 ～ 7 天，除去药渣，澄清装瓶即可。

【用法】 口服，每次 20 ～ 30 毫升，早、晚服用，每日 2 ～ 3 次。

【功效】 活血凉血，清热止血。适用于血瘀型产后出血。

保健菜肴

◎ 良姜米醋鸡蛋

【材料】 高良姜 10 克，鸡蛋 2 枚，米醋 15 毫升。

【制法】 高良姜研末，鸡蛋打入调匀，炒至将熟时，用米醋炙之即成。

【用法】 顿服。

【功效】 温养气血，保津醒神。适用于气虚型产后出血。

◎ 红鸡冠花鸡蛋

【材料】 红鸡冠花 3 克，鸡蛋 2 枚。

【制法】 红鸡冠花取汁，冲生鸡蛋，置火上微沸。

【用法】 待温顿服。

【功效】 行血化瘀，扶正固本。适用于血瘀型产后出血。

◎ 党参枸杞子炖鹌鹑

【材料】 鹌鹑2只，党参30克，枸杞子12克，怀山药15克，精盐适量。

【制法】 党参、怀山药、枸杞子洗净；鹌鹑去毛、脚、内脏，洗净，斩件。把全部用料放入炖盅，加开水适量，盖好盖，隔开水小火炖2小时，加精盐调味。

【用法】 佐餐食用。

【功效】 补气养阴，健脾益肾。适用于气虚型产后出血。

◎ 参芪炖鸡

【材料】 党参30克，黄芪30克，怀山药25克，大枣20枚，母鸡1只，黄酒适量，精盐适量。

【制法】 将鸡去毛及内脏，洗净后与其他药同放入炖盅内，加入黄酒，隔水炖熟后，放入精盐调味。

【用法】 分数次佐餐食用。

【功效】 补气益血固脱。适用于气虚型产后出血。

熏洗坐浴法

【组方】 吴茱萸50克，杜仲50克，蛇床子50克，五味子50克，海桐皮50克，木香25克，丁香25克。

【用法】 将上药共研为粗末，每次取药末25克，用布袋装好，放入药锅中，加水3大碗，煎数沸，趁热先熏后洗会阴部，并用于淋浴。早、晚2次，10次为1疗程。

按摩法

◎ 法1

【操作方法】 轻柔按摩子宫底，促使子宫收缩；或者一手在产妇耻骨联合上缘按压下腹中部，将子宫向上抬起，不使其下降，另一手在子宫底部均匀、连续地按摩。在按摩过程中，应间断地用力挤压子宫，使积存在子宫腔内的血块能顺利排出。

◎ 法2

【操作方法】 一手握拳托起子宫前壁，另一手自腹壁按压子宫后壁，使子宫体前屈，两手相对挤压子宫，并进行按摩，按压时间以子宫恢复正常收缩，并能保持收缩状态为度，一般持续按摩15分钟多能奏效。

敷 贴 法

◎ 外敷法1

【组方】 三七粉10克，酒适量。

【用法】 三七粉炒热，将酒洒匀，趁热敷于肚脐，以布包裹。

◎ 外敷法2

【组方】 三七粉适量，红花10克，川芎10克，酒适量。

【用法】 前3味药研末炒热，将酒洒匀，趁热敷于肚脐，以布包裹。

◎ 外敷法3

【组方】 黄芪15克，人参10克，蒲黄10克，酒适量。

【用法】 前3味药研末炒热，将酒洒匀，趁热敷于肚脐，以布包裹。

◎ 外敷法4

【组方】 百草霜、烧酒适量。

【用法】 取适量百草霜，以热烧酒调匀，涂脐上。

◎ 足敷法 1

【组方】 黄芪 15 克，人参 10 克，酒、食醋适量。

【用法】 黄芪、人参研末炒热，将酒洒匀，用适量食醋调成糊状。睡前敷于双足涌泉穴，用纱布和胶布固定，次日晨起时去掉。

◎ 足敷法 2

【组方】 三七粉 10 克，红花 10 克，血竭 10 克，川芎 10 克，酒、食醋适量。

【用法】 上 4 味药研末炒热，将酒洒匀，用食醋适量调成糊状。睡前敷于双足涌泉穴，用纱布和胶布固定，次日晨起时去掉。

不下 产后恶露

胎儿娩出后，恶露应自然排出体外，如果停滞不下，或下之甚少，称为产后恶露不下。产后恶露不下，可引起血晕、腹痛、发热，甚至更为严重的症状，应及时调治。

病　因

（1）**血虚**　产妇素体脾虚，化源不足，复因产时失血过多，无余可下。

（2）**气滞**　产后情志不畅，肝气郁结，疏泄不利，气机不畅，血行受碍，滞于胞中。

（3）**血瘀**　临产受寒，寒邪入侵，与血相凝引起的恶露不下；或分娩时离经之血未及时排出，遂为瘀血，结于胞中。

症　状

本病可以分成三种类型，症状如下：

（1）**血虚**　产后恶露量少或不下，色淡。头晕耳鸣，心悸，气短，神疲，面色苍白，舌淡白，脉虚细。

（2）**气滞**　产妇精神忧郁，食欲不振，胸胁胀满，小腹胀甚于痛，排血时下时止，色正常。

（3）**血瘀**　产后恶露不下或甚少，色紫黯，小腹疼痛拒按，痛处有块，舌紫黯，脉涩。

预 防

（1）注意观察恶露的性状：若恶露始终是红色，或紫红色，有较多瘀血块，应引起注意。

（2）若分娩时产妇感受寒邪、过食生冷引起恶露被寒所凝滞，引发下腹疼痛，按之更甚，痛处可触及肿块，恶露极少的症状，可采用按摩法：产妇取半坐卧式，用手心从心下揉至脐，在脐部轻轻揉按数遍，再从脐向下按摩至耻骨联合上缘，再揉按数遍，如此反复按摩 10 ~ 15 次，每天 2 次。

（3）卧室应注意保暖，防止风寒外袭。

（4）产妇要保持精神愉快，避免各种影响情志的因素。

调 养

中药方剂

◎ 逍遥散

【材料】 柴胡 30 克，当归 30 克，白芍 30 克，白术 30 克，白茯苓 30 克，炙甘草 15 克，煨姜适量，薄荷适量。

【制法】 上药共研细末。

【用法】 日 2 次，每次 6 ~ 15 克。

【功效】 行气解郁。适用于气滞型产后恶露不下。

◎ 加减圣愈汤

【材料】 生地黄 9 克，熟地黄 9 克，川芎 9 克，人参 9 克，当归 15 克，黄芪 15 克。

【制法】 上药加适量水煎煮，连煎 2 次，去渣取汁，将 2 次药汁合并。

【用法】 每日 1 剂。早、晚各 1 次，温热口服。

【功效】 益气养血。适用于血虚型产后恶露不下。

◎ 桃仁承气汤加生化汤

【材料】 桃核(去皮尖)6克，大黄6克，桂枝6克，炙甘草6克，芒硝6克，当归10克，川芎6克，炮姜3克，生蒲黄5克，益母草8克。

【制法】 上药加适量水煎煮，连煎2次，去渣取汁，将2次药汁合并。

【用法】 每日1剂。早、晚各1次，温热口服。

【功效】 温经散寒，活血化瘀。适用于血瘀型产后恶露不下。

◎ 泽兰汤

【材料】 泽兰20克，当归20克，生地黄20克，甘草15克，生姜30克，芍药10克，大枣10枚。

【制法】 上药加适量水煎煮，连煎2次，去渣取汁，将2次药汁合并。

【用法】 每日2次，温热口服。

【功效】 活血化瘀。适用于血瘀型产后恶露不下。

◎ 当归郁金汤

【材料】 当归12克，郁金12克，川芎12克，益母草12克，乌药12克，山楂12克，通草6克，陈皮6克，甘草6克。

【制法】 上药加适量水煎煮，连煎2次，去渣取汁，将2次药汁合并。

【用法】 每日1剂。早、晚各1次，温热口服。

【功效】 行气活血。适用于气滞血瘀引起的产后恶露不下。

药茶

◎ 山楂茶

【材料】 山楂 30 克，红糖 30 克。

【制法】 山楂切片晒干，加水 750 毫升，煎至山楂熟烂，加入红糖即可。

【用法】 代茶饮。一般服 3 ～ 5 次有效。

【功效】 活血散瘀。适用于血瘀型产后恶露不下。

◎ 卷柏茶

【材料】 卷柏全草适量。

【制法】 卷柏全草洗净晒干，每次 15 克，加开水浸泡。

【用法】 代茶饮。

【功效】 活血化瘀。适用于血瘀型产后恶露不下。

药粥

◎ 红花糯米粥

【材料】 红花 10 克，当归 10 克，丹参 15 克，糯米 100 克，红糖适量。

【制法】 将前 3 味药先水煎，取汁去渣，加入洗净的糯米同煮成粥，入红糖适量调味。

【用法】 空腹温热食用。

【功效】 活血化瘀。适用于血瘀型产后恶露不下。

药汤

◎ 桃仁莲藕汤

【材料】 桃仁 10 克，莲藕 250 克，精盐适量。

【制法】 莲藕洗净切成块，与洗净的桃仁一同放入砂锅中，加适量水，煮汤，加精盐调味即成。

【用法】 饮汤吃莲藕。

【功效】 活血化瘀。适用于血瘀型产后恶露不下。

药酒

◎ 坤草酒

【材料】 黄酒 250 毫升，生地黄 6 克，益母草 10 克。

【制法】 将酒放在瓷杯中，放入生地黄、益母草，把瓷杯放在有水的蒸锅中，加热蒸煮半小时，去渣取汁即可。

【用法】 分次温热饮。

【功效】 活血祛瘀。适用于血瘀型产后恶露不下。

保健菜肴

◎ 米酒蒸螃蟹

【材料】 螃蟹数只，米酒 1 ~ 2 汤匙。

【制法】 将螃蟹洗净，盛碗内，隔水蒸，将熟时加入米酒，再蒸片刻。

【用法】 饮汤，食蟹肉。

【功效】 活血化瘀，滋肾养阴。适用于血瘀型产后恶露不下。

◎ 益母草煮鸡蛋

【材料】 益母草 30 克，鸡蛋 2 枚，红糖适量。

【制法】 将前 2 味加水适量同煮，鸡蛋煮熟后去壳，再煮片刻，加入红糖调味即可。

【用法】 吃蛋饮汤。

【功效】 活血化瘀。适用于血瘀型产后恶露不下。

◎ 赤豆酒酿蛋

【材料】 赤小豆50克，糯米甜酒酿250克，鸡蛋4枚，红糖适量，琥珀粉适量。

【制法】 赤豆淘净，加水煮烂，入甜酒酿，烧沸，打入鸡蛋，待蛋凝熟透加红糖。

【用法】 每日1剂，煎3次。热药汤中入琥珀粉，餐前温服。

【功效】 养血散瘀，利水通乳。适用于血瘀型产后恶露不下。

熏洗法

【组方】 艾叶、陈皮、柚子皮、生姜、小茴香、桂皮、花椒、葱、川芎、红花、乳香等。

【用法】 将上药加水煎沸，将药液倒入盆中，熏蒸下腹部。

敷贴法

◎ 外敷法

【组方】 益母草30克，红花15克，桃仁20克。

【用法】 上药共研细末，取15～30克，用黄酒调和，敷脐部。

四

产后恶露
不净

病因
症状
预防
调养

产后恶露超过 3 周时间仍淋漓不断，其量有多有少，称为恶露不净，或称恶露不绝、恶露不止。迁延日久，常可引发其他病变而影响产妇健康。

病　因

产后恶露不净是因产妇体质虚弱，正气不足，产时失血耗气，正气愈虚；或因操劳过早，劳倦伤脾，气虚下陷，以至于冲任不固，不能摄血，而致恶露不净；或因产妇平素阴虚，加之产时失血，阴液更亏，营阴耗损，而致阴虚内热；或感受热邪，肝郁化热，引起的热扰冲任，迫血下行，恶露不止；或因产后脉络空虚，寒邪趁虚而入，与血相搏，瘀血内阻，冲任失畅，血不归经，以致恶露淋漓，日久不止。

症　状

本病可以分为3种类型，症状如下：

（1）**气虚**　恶露过期不止，量多或淋漓不断，色淡红，质清稀，无臭味。精神疲怠，四肢无力，小腹空坠。舌淡红，脉缓弱。

（2）**血热**　恶露过期不止，量较多，色紫红，质稠黏，有臭味。面色潮红，口燥咽干。舌质红，苔黄，脉细数。

（3）**血瘀**　恶露淋漓，涩滞不畅，量少，色紫黯有块，小腹疼痛拒按。舌质紫，脉弦涩。

预 防

（1）分娩后应绝对卧床休息。

（2）应注意阴道卫生，每天用温开水或 1:5000 高锰酸钾液清洗外阴部。使用柔软消毒卫生纸，勤换月经垫和内裤，降低邪毒侵入机会。

（3）保持心情舒畅，防止情绪激动。

（4）保持室内空气流通，但要注意保暖，防止受凉。

（5）恶露减少，身体趋向恢复时，可鼓励产妇适当起床运动，有助于气血运行及胞宫余浊的排出。

（6）产后 50 天内禁止房事。

（7）加强营养，饮食应清淡，忌生冷、辛辣、油腻、不易消化食物。

调 养

中药方剂

◎ **产后恶露净方**

【材料】 黄芪 30 克，乌贼骨 30 克，益母草 30 克，桑寄生 30 克，党参 15 克，当归 15 克，茜草炭 15 克，侧柏炭 15 克，血余炭 15 克，炒蒲黄 15 克，枳壳 10 克，三七粉（吞服）3 克，甘草 5 克。

【制法】 上药加适量水煎煮，连煎 2 次，去渣取汁，将 2 次药汁合并。

【用法】 每日 1 剂，分 2 次服。

【功效】 益气补肾，活血止血。适用于气虚型产后恶露不净。

◎ **育阴降火汤**

【材料】 生地黄 30 克，玄参 15 克，知母 10 克，黄柏 10 克，天花粉 10 克，炒当归 10 克，荆芥炭 10 克，炒黄芩 6 克，甘草 3 克。

【制法】 上药加适量水煎煮，连煎2次，去渣取汁，将2次药汁合并。

【用法】 每日1剂，分2次服。

【功效】 育阴降火，凉血止血。适用于血热型产后恶露不净。

◎ 宣瘀固胞方

【材料】 滇三七（研末，冲服）3克，荆芥炭3克，甘草3克，贯众24克，益母草15克，乌贼骨15克，川续断15克，延胡索9克。

【制法】 上药加适量水煎煮，连煎2次，去渣取汁，将2次药汁合并。

【用法】 每日1剂，分2次服。

【功效】 宣瘀固胞，和血止血。适用于血瘀型产后恶露不净。

◎ 瘀血恶露方

【材料】 当归20克，川芎10克，赤芍10克，阿胶（烊化服）10克，熟地黄12克，黑豆12克，桃仁6克，红花6克，益母草16克，生甘草4克。

【制法】 上药加适量水煎煮，连煎2次，去渣取汁，将2次药汁合并。

【用法】 每日1剂，分2次服。

【功效】 行血化瘀，养血扶正。适用于血瘀型产后恶露不净。

◎ 生化去露汤

【材料】 当归15克，川芎9克，桃仁10克，炮姜3克，益母草15克，红花9克，牡丹皮9克，熟地黄9克，艾叶6克，蒲黄9克。

【制法】 上药加适量水煎煮，连煎2次，去渣取汁，将2次药汁合并。

【用法】 早、晚分2次空腹温服。7日为一疗程，连服2～3个疗程。

【功效】 活血化瘀，理血归经。适用于血瘀恶露不净。

◎ 桂枝茯苓汤

【材料】 桂枝 20 克，茯苓、牡丹皮 10 克，赤芍 10 克，桃仁 6 克，白蜜 15 克。

【制法】 前 5 味药加适量水煎煮，连煎 2 次，去渣取汁，将 2 次药汁合并，调入白蜜。

【用法】 早、晚分 2 次空腹温服。7 日为一疗程，连服 2～3 个疗程。

【功效】 活血行瘀止痛。适用于血瘀型产后恶露不净。

◎ 参芪归枣膏

【材料】 党参 50 克，北黄芪 100 克，当归 30 克，大枣 20 枚，红糖 100 克。

【制法】 将前 4 味药用水煎 2 次，去渣取汁，将 2 次药汁合并，放入红糖，浓缩收膏。

【用法】 每次 20 毫升，饮服，每日 2 次。

【功效】 益气养血。适用于产后气血两虚型恶露不净。

◎ 益气固护汤

【材料】 黄芪 15 克，党参 15 克，鹿衔草 15 克，白芍 12 克，白术 12 克，升麻 3 克，阿胶珠 10 克，川续断 10 克，远志 6 克，炙甘草 6 克。

【制法】 上药加适量水煎煮，连煎 2 次，去渣取汁，将 2 次药汁合并。

【用法】 每日 1 剂，早、晚各 1 次。

【功效】 益气养血，固守胞络。适用于气虚型产后恶露不净。

◎ 健脾养血汤

【材料】 桑寄生 30 克，党参 30 克，生龙骨 30 克，生牡蛎 30 克，黄芪 30 克，何首乌 30 克，川续断 24 克，白术 18 克，阿胶（烊化）15 克，血余炭 9 克，炮姜 9 克，艾炭 9 克。

【制法】 上药加适量水煎煮，连煎 2 次，去渣取汁，将 2 次药汁

合并。

【用法】 每日 1 剂，早、晚各 1 次。

【功效】 健脾养血，凉血益阴固摄。适用于气虚型产后恶露不净。

药茶

◎ 川芎红花茶

【材料】 川芎 10 克，红花 10 克，红糖适量。

【制法】 将川芎、当归洗净，煎煮 45 分钟，去渣取汁。调入红糖调匀，即可服用。

【用法】 代茶常饮。

【功效】 活血化瘀。适用于血瘀型产后恶露不净。

◎ 山楂红糖茶

【材料】 山楂 50 克，红糖 25 克。

【制法】 先将山楂洗净，水煎去渣，取汁 50 毫升，加入红糖调味。

【用法】 每日温服 1 剂，连服 5 ~ 7 日。

【功效】 活血化瘀。适用于血瘀型产后恶露不净。

◎ 仙鹤益母茶

【材料】 仙鹤草 30 克，益母草 30 克，红糖适量。

【制法】 上药加适量水煎煮，去渣取汁，入红糖调味即成。

【用法】 每日 2 ~ 3 次，温服。

【功效】 活血化瘀。适用于血瘀型产后恶露不净。

◎ 黄芩茅根茶

【材料】 黄芩 10 克，白茅根 15 克，红糖适量。

【制法】 将黄芩、白茅根洗净煎煮 45 分钟，去渣取汁。调入适量红糖，即可服用。

【用法】 代茶常饮。

【功效】 清热解毒，行瘀止血。适用于血热型产后恶露不净。

◎ 赤豆冬瓜皮茶

【材料】 赤小豆 20 克，冬瓜皮 10 克。

【制法】 将赤小豆、冬瓜皮放入砂锅中，加适量水煎煮，去渣取汁即可。

【用法】 代茶频饮，连服 5 日。

【功效】 凉血止血。适用于血热型产后恶露不净。

药粥

◎ 苎麻粥

【材料】 粳米 100 克，新鲜苎麻根 100 克，大枣 10 枚。

【制法】 将苎麻根煎水，去渣取汁，入粳米、大枣煮粥。

【用法】 每日 2 次，随餐食。

【功效】 清热凉血。适用于血热型产后恶露不净。

◎ 参术芪米粥

【材料】 党参 9 克，白术 18 克，黄芪 15 克，粳米 60 克，红糖适量。

【制法】 将党参、白术、黄芪用水煎 3 次，去渣取汁，将 3 次药汁合并，加入洗净的粳米煮粥，入红糖调味即成。

【用法】 每日 1 剂，温热服食。

【功效】 益气补血。适用于气血两虚型产后恶露不净。

◎ 参芪胶艾粥

【材料】 黄芪 15 克，党参 15 克，鹿角胶 6～9 克，艾叶 6～9 克，升麻 3 克，当归 10 克，白糖 10 克，粳米 100 克。

【制法】 将党参、黄芪、艾叶、升麻、当归放入砂锅，加水煎煮，去渣取汁，加入粳米、鹿角胶、白糖煮成粥。

【用法】 每日1剂，上、下午温热食。

【功效】 补气摄血。适用于气虚型产后恶露不净。

◎ 板栗粥

【材料】 黄芪20克，板栗50克，大枣10枚，粳米100克。

【制法】 将黄芪洗净，用纱布包扎好。大枣、板栗洗净，和淘洗干净的粳米一同放入锅中，加适量水。用中火熬制约45分钟，至粥成，去除药袋，即可食用。

【用法】 早、晚分食。

【功效】 补益气血。适用于气虚型产后恶露不净。

◎ 生化粥

【材料】 当归10克，桃仁10克，川芎6克，黑姜10克，甘草3克，粳米50克，红糖适量。

【制法】 先将上药加适量水煎煮，去渣取汁，再加入洗净的粳米，同煮为粥，调入红糖即可。

【用法】 每日1～2剂，温热服。

【功效】 活血散寒，祛瘀止血。适用于血瘀型产后恶露不净。

◎ 苦瓜粥

【材料】 苦瓜20克，粳米100克，白糖适量。

【制法】 将苦瓜洗净切片，和淘洗干净的粳米一同放入锅中，加适量水。用大火煮沸后，再用中火熬制约40分钟。至粥熟，加入适量白糖即可食用。

【用法】 早、晚分食。

【功效】 清热解毒。适用于血热型产后恶露不净。

药酒

◎ 归花酒

【材料】 当归50克，红花50克，白酒500毫升。

【制法】 将当归切片，与红花一同放入容器中，加白酒，密封，浸泡7～10天后，过滤去渣，即成。

【用法】 每次取15～20毫升，日服2～3次。

【功效】 和血脉、坚筋骨、止诸痛、调经血。适用于产后瘀血作痛、恶露不净。

◎ 归芍姜桂酒

【材料】 当归60克，赤芍60克，生姜90克，肉桂心90克，黄酒2000毫升。

【制法】 将前4药捣成粗末，放入酒坛内，加入黄酒，放在文火上加热至微沸，片刻，取下加盖，放阴凉处密封浸泡3～5天，过滤去渣，澄清装瓶即可饮用。

【用法】 口服，每次50～100毫升，每日2～3次。

【功效】 活血调中。适用于血瘀型产后恶露不净。

【禁忌】 忌食生葱。

◎ 地黄姜汁酒

【材料】 生地黄汁100毫升，生姜汁10毫升，白酒200毫升。

【制法】 上药先煎地黄汁三五沸，然后入生姜汁，并加入白酒再煎一二沸。

【用法】 口服，每次温服15～20毫升，每日3次。

【功效】 活血调中。适用于血瘀型产后恶露不净。

◎ 地黄元胡酒

【材料】 生地黄50克，赤芍10克，延胡索10克，黄酒300毫升。

【制法】 将前 3 味药捣碎，用黄酒煎至一半，去渣备用。

【用法】 口服，每日 1 剂，早、晚各 1 次。

【功效】 清热凉血，理气散瘀止痛。适用于血热型产后恶露不净。

◎ 延胡索酒

【材料】 延胡索适量，黄酒适量。

【制法】 延胡索捣碎研末。

【用法】 温饮，每次取黄酒适量烫热，冲服药末 5 克，每日 2 次。

【功效】 活血散瘀，理气止痛。适用于产后恶露不净。

◎ 山楂酒

【材料】 山楂 250 克，龙眼肉 250 克，红糖 30 克，大枣 30 克，米酒 1000 毫升。

【制法】 将前 2 味药捣碎，与红糖、大枣一同放入容器中，加入米酒，密封浸泡 10 ～ 15 天后，滤去药渣即成。

【用法】 口服，每次温服 10 ～ 15 毫升，每日 2 次。

【功效】 健脾消食，活血散瘀。适用于产后恶露不净。

保健菜肴

◎ 三七藕汁羹

【材料】 三七粉 5 克，鸡蛋 2 枚，鲜藕汁 50 毫升，陈年老酒 50 毫升。

【制法】 将鸡蛋壳洗净，打入碗中，倒入陈年老酒、鲜藕汁及三七粉，一同打散成浆。放蒸笼上，旺火蒸熟即可。

【用法】 吃蛋羹，每日 1 ～ 2 次。

【功效】 活血化瘀，通经止血，行气止痛。适用于血瘀型产后恶露不净。

◎ 旱莲茅根炖肉

【材料】 墨旱莲 30 克，白茅根 30 克，猪瘦肉 60 克。

【制法】 将墨旱莲、白茅根洗净，水煎，去渣取汁，加入猪瘦肉，用水 3 碗，煎至 1 碗，放适量调味品即可。

【用法】 分 3 次食，连服 6 日。

【功效】 滋阴清热，凉血止血。适用于血热型产后恶露不净。

◎ 归芪红糖蛋

【材料】 当归 15 克，黄芪 30 克，红糖 30 克，鸡蛋 2 枚。

【制法】 将鸡蛋洗净，然后将全部用料置瓦罐内，加清水适量，旺火煮沸，撇去浮沫，加红糖，改文火煮 20 分钟，将鸡蛋壳敲碎，使药液进入蛋内，再文火煨 40 分钟即可。

【用法】 饮汤食鸡蛋。

【功效】 益气补血，活血化瘀。适用于气血两虚型产后恶露不净。

◎ 人参蒸乌鸡

【材料】 人参 10 克，乌骨鸡 1 只，食盐适量。

【制法】 将乌骨鸡去毛及内脏，洗净；人参浸软切片，装入鸡腹中，鸡放入砂锅内，加食盐，隔水炖煮至鸡烂熟。

【用法】 食肉饮汤，每日 3 ~ 5 次。

【功效】 益气摄血。适用于气虚型产后恶露不净。

◎ 苏木煲鸭蛋

【材料】 苏木 12 克，青壳鸭蛋 2 枚。

【制法】 先将鸭蛋洗净，连壳煮熟，去壳，放入砂锅内，再加入苏木同煮，约煮 30 分钟即可。

【用法】 饮汤，吃蛋，连服 5 日。

【功效】 活血祛瘀。适用于血瘀型产后恶露不净。

◎ 荠菜马苋汤

【材料】 荠菜花（或荠菜）60克，马齿苋60克，白糖适量。

【制法】 将前2味药加水煎，去渣取汁，加入白糖调味。

【用法】 每日1剂，分2次服。

【功效】 凉血止血。适用于血热型产后恶露不净。

◎ 五味益母草蛋

【材料】 当归15克，川芎12克，炮姜3克，三七粉5克，益母草30克，鸡蛋2枚，料酒、食盐、葱各适量。

【制法】 将前5味药全部装入纱布袋内，扎紧口，加清水，旺火煎煮20分钟。将带壳鸡蛋加入同煮；蛋熟后剥壳，将鸡蛋和壳均留在药液中，加食盐、料酒、葱，改文火，再煮20分钟即可。

【用法】 喝汤，吃蛋，每日1剂，分2～3次服完。

【功效】 活血化瘀，行气止痛。适用于血瘀型产后恶露不净。

◎ 益母草红糖蛋

【材料】 益母草30克，鸡蛋2枚，红糖50克。

【制法】 将益母草装入纱布袋中，扎紧口，置砂锅中，加清水适量，旺火煎煮20分钟，打入鸡蛋。加红糖，改文火煨40分钟。

【用法】 吃蛋，饮汤，每日1～2剂。

【功效】 活血化瘀，养血补气。适用于瘀血内阻及气血虚弱引起的产后恶露不净。

◎ 芪归益母鸡

【材料】 炙黄芪30克，当归30克，大枣30克，益母草30克，仔母鸡1只，黄酒100毫升，食盐适量，生姜适量。

【制法】 先将黄芪、当归、大枣、益母草洗净，放进纱布袋内，扎紧口。将仔母鸡去毛和内脏后洗净，置沸水中烫2分钟，捞起切块。再将药袋放入大砂锅内，加适量清水，旺火煮20分钟，加入鸡块，继续用旺火煮20分钟，掠去浮沫。加黄酒、食盐和生姜，改文火再炖40分钟，起锅后拣去药袋即成。

【用法】 每日 3 次，佐餐饮汤，食鸡肉。

【功效】 益气补血，化瘀止痛。适用于气血两虚引起的恶露不净。

◎ 六味鸡汤面

【材料】 炙黄芪 20 克，党参 60 克，大枣 60 克，益母草 60 克，当归身 15 克，淮山药 15 克，母鸡 1 只，黄酒 25 毫升，面条 250 克，生姜末适量，食盐适量。

【制法】 将前 6 味药装入纱布袋内，扎紧口；母鸡去毛和内脏，洗净，置沸水中烫 2 分钟，捞出切块。将药袋置大砂锅中，加水，旺火煮沸，加鸡块，再用旺火煮 10 分钟。掠去浮沫，加黄酒、生姜末、食盐，改用文火再炖 40 分钟，去药袋，捞出鸡块，置盆中。用鸡块、药汤煮面条。

【用法】 吃鸡块和面条，饮汤。

【功效】 补气养血，化瘀止痛。适用于气血两虚型产后恶露不净。

熏洗法

◎ 法 1

【组方】 桂枝 30 克，川椒 30 克，麻黄 30 克。

【用法】 将上药放入锅中，加入清水适量，浸泡 5 ～ 10 分钟，水煎取汁，放入浴盆中，先熏双足心，待温度适宜时足浴，每日 2 ～ 3 次，每次 10 ～ 30 分钟，每日 1 剂，连续 3 ～ 5 天。

◎ 法 2

【组方】 益母草 30 克，蒲黄 15 克。

【用法】 将上药放入锅中，加入清水适量，浸泡 5 ～ 10 分钟，水煎取汁，放入浴盆中，先熏双足心，待温度适宜时足浴，每日 2 ～ 3 次，每次 10 ～ 30 分钟，每日 1 剂，连续 3 ～ 5 天。

按 摩 法

◎ 法 1

【操作方法】　用手在子宫位置，顺时针进行环状摩擦。

◎ 法 2

【操作方法】　将手置于肚脐周围，进行顺时针环状摩擦。

◎ 法 3

【操作方法】　①食指、中指交叠，按揉足三里穴 10 ～ 20 次。②用拇指按揉三阴交穴 10 ～ 20 次。③用拇指按揉地机穴 10 ～ 20 次。

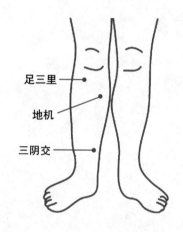

足三里

地机

三阴交

腹 带 法

【用法】　在腹壁上放棉花 4 ～ 5 层，用软布围而缠之，外面略加压力。

五

产后子宫复旧不全

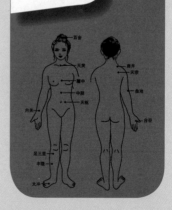

在产妇分娩以后，膨大的子宫就要日渐回缩，约需6周的时间，方能恢复到接近妊娠前的大小；同时，子宫腔内由于胎盘剥离而形成的创伤面也在逐渐缩小，大约经过6~8周，创面便完全修复，子宫内膜也恢复到孕前的状态。这个过程叫子宫复旧。当复旧功能受到阻碍时，会发生子宫复旧不全。子宫复旧不全是指产后子宫恢复不良，产后恶露超过20天以上仍淋漓不尽。本病相当于中医学"恶露不绝"等范畴。

病　因

产后子宫复旧不全主要是冲任为病，气血运行失常引起的。因冲为血海，任主胞胎，恶露为血所化，而血源于脏腑，注于冲任，若脏腑受病，冲任不固，则可导致恶露不净。其病因有：

（1）**气虚**　素体气虚，或产时失血耗气，正气益虚，冲任失固，不能摄血。

（2）**血瘀**　产时或产后受寒，寒与血搏结而成瘀；或分娩时受到创伤，恶血内留，致新血不能循经。

（3）**阴虚**　素体阴血不足，复因产时失血，营阴亏耗，虚热内炽，胞脉受损。

（4）**湿热**　产后胞宫空虚，湿热邪毒乘虚而入，胞脉受损。

症　状

本病可以分为4种类型，症状如下：

（1）**气虚**　恶露淋漓不断，量多色淡，质稀无臭，面色白，精神倦怠，小腹空坠。舌淡苔薄，脉缓弱。

（2）**血瘀** 恶露淋漓，过期不止，色紫黑，有块，小腹疼痛拒按。舌质正常，或舌边紫黯，边尖有瘀点，脉涩。

（3）**阴虚** 恶露淋漓日久，量少色红，五心烦热，口干咽燥。舌红苔薄黄，脉细数。

（4）**湿热** 恶露不止，量或多或少，质稠黏，或有血块，有臭气，小腹与腰骶部胀痛拒按。舌质红，苔白腻或黄腻，脉濡数。

预 防

（1）在妊娠期间，应重视能够增强孕妇体质的一切措施。

（2）临产后，必须正确处理胎盘及胎膜的娩出，应认真仔细检查娩出的胎盘胎膜是否完整，并注意检查胎盘胎儿面边缘有无断裂血管，以便能够及时发现副胎盘。

（3）嘱产妇避免长时间仰卧位，并鼓励产妇早期下床活动。若确诊为子宫后倾后屈位，每天应行胸膝卧位 2 次，每次 15 ~ 20 分钟予以纠正。

（4）应加强分娩及产褥期护理，尽可能预防子宫复旧不全的发生。

调 养

中药方剂

◎ **圣愈汤**

【**材料**】 党参 15 克，炙黄芪 12 克，熟地黄 10 克，炒白芍 10 克，阿胶（烊冲）10 克，当归 4 克，川芎 3 克，仙鹤草 20 克。

【**制法**】 上药加适量水煎煮，连煎 2 次，去渣取汁，将 2 次药汁合并。

【**用法**】 每日 1 剂。早、晚各 1 次，温热口服。

【**功效**】 补气固冲止血。适用于气虚型产后子宫复旧不全。

◎ 生化汤合失笑散

【材料】 当归8克，桃仁8克，川芎5克，炮姜4克，炙甘草6克，五灵脂10克，蒲黄10克。

【制法】 上药加适量水煎煮，连煎2次，去渣取汁，将2次药汁合并。

【用法】 每日1剂。早、晚各1次，温热口服。

【功效】 活血化瘀。适用于血瘀型产后子宫复旧不全。

◎ 银翘红酱解毒汤

【材料】 金银花15克，红藤15克，连翘10克，炒栀子10克，赤芍10克，延胡索10克，川楝子10克，败酱草12克，薏苡仁20克，牡丹皮8克，桃仁8克，制乳香3克，制没药3克。

【制法】 上药加适量水煎煮，连煎2次，去渣取汁，将2次药汁合并。

【用法】 每日1剂。早、晚各1次，温热口服。

【功效】 清热化湿，活血祛瘀。适用于湿热型产后子宫复旧不全。

◎ 孙氏产后康

【材料】 黄芪15克，党参15克，当归15克，生地黄15克，杜仲15克，益母草15克，血余炭12克，川芎6克，赤芍6克，炮姜6克，三七粉6克，炙甘草3克。

【制法】 上药加适量水煎煮，连煎2次，去渣取汁，将2次药汁合并。

【用法】 每日1剂。早、晚各1次，温热口服。

【功效】 益气补血摄血。适用于气虚型产后子宫复旧不全。

◎ 旱莲贞子汤

【材料】 墨旱莲30克，女贞子30克，乌贼骨30克，生地黄15克，地榆15克，鸡冠花15克，墓头回15克，黄芩10克。

【制法】　上药加适量水煎煮，连煎2次，去渣取汁，将2次药汁合并。

【用法】　每日 1 剂。早、晚各 1 次，温热口服。

【功效】　滋阴清热，凉血止血。适用于阴虚型产后子宫复旧不全。

◎ 归桃汤

【材料】　当归 15 克，桃仁 10 克，川芎 10 克，牡丹皮 10 克，丹参 10 克，血余炭 10 克，生地黄 10 克，熟地黄 10 克，蒲黄 10 克，益母草 12 克，炮姜 6 克，炙甘草 6 克。

【制法】　上药加适量水煎煮，连煎 2 次，去渣取汁，将 2 次药汁合并。

【用法】　每日 1 剂。早、晚各 1 次，温热口服。

【功效】　化瘀止血。适用于血瘀型产后子宫复旧不全。

◎ 冠榆饮

【材料】　鸡冠花 30 克，地榆 30 克，仙鹤草 30 克，椿根皮 30 克，川黄柏 12 克，炒槐米 12 克，棕榈炭 12 克。

【制法】　上药加适量水煎煮，连煎 2 次，去渣取汁，将 2 次药汁合并。

【用法】　每日 1 剂。早、晚各 1 次，温热口服。

【功效】　化瘀止血。适用于血瘀型产后子宫复旧不全。

◎ 黄芪益母汤

【材料】　黄芪 15 ～ 30 克，益母草 30 ～ 60 克，红糖适量。

【制法】　将上药加适量水煎煮，去渣取汁，入红糖调味。

【用法】　每日 1 剂，分 2 次服。

【功效】　益气摄血，活血化瘀。适用于血瘀型产后子宫复旧不全。

◎ 三地汤

【材料】　生地黄 15 克，地骨皮 15 克，地榆 15 克。

【制法】　将上药加适量水煎煮，去渣取汁。

【用法】 每日 1 剂，分 2 次服。

【功效】 清热凉血，退虚热。适用于阴虚型产后子宫复旧不全。

药茶

◎ 艾叶桃仁红花茶

【材料】 艾叶 15 克，桃仁 6 克，红花 10 克，蜂蜜 20 克。

【制法】 将艾叶、桃仁、红花分别择洗干净，桃仁切碎，一同放入砂锅，加水煎煮 30 分钟，用洁净纱布过滤，滤汁盛入容器，趁温热加入蜂蜜，拌匀即成。

【用法】 分早、晚 2 次代茶饮。

【功效】 活血祛瘀，止血。适用于血瘀型产后子宫复旧不全。

◎ 大（小）蓟速溶茶

【材料】 鲜大蓟（或小蓟）2500 克，绵白糖 500 克。

【制法】 将鲜大蓟（或小蓟）洗净切碎，加水适量，中火煮 1 小时，去渣。取药汁以文火浓缩，停火等到温热时，入绵白糖吸净药液，冷却晾干，轧粉装瓶备用。

【用法】 每次 10 克，每日 3 ~ 4 次，温开水冲服。

【功效】 凉血止血。适用于阴虚型产后子宫复旧不全。

◎ 赤豆冬瓜皮茶

【材料】 赤小豆 20 克，冬瓜皮 10 克。

【制法】 将赤小豆、冬瓜皮洗净，水煎成 500 毫升。

【用法】 代茶饮，频服。连服 5 日。

【功效】 清热凉血止血。适用于阴虚型产后子宫复旧不全。

◎ 山楂泽兰益母草茶

【材料】 焦山楂 15 克，泽兰 5 克，益母草 10 克，红糖适量。

【制法】 水煎取汁。

【用法】 每日 1 剂，饭前分 2 次代茶饮，至恶露尽为止。

【功效】 活血祛瘀，生新血，行气止痛。适用于血瘀型产后子宫复旧不全。

◎ 小蓟锅巴茶

【材料】 小蓟炭 30 克，糯米锅巴 50 克。

【制法】 将上 2 味共水煎，去渣取汁。

【用法】 代茶饮用，每日 1 剂。

【功效】 凉血止血。适用于阴虚型产后子宫复旧不全。

药粥

◎ 山楂粥

【材料】 山楂 30 克，粳米 60 克。

【制法】 将山楂加水煎至熟烂，取汁，加入洗净的粳米，煮成稀粥。

【用法】 分 2 次服用。

【功效】 活血化瘀，行气导滞。适用于血瘀型产后子宫复旧不全。

◎ 参芪胶艾粥

【材料】 黄芪 15 克，党参 15 克，升麻 3 克，鹿角胶 6 ~ 10 克，艾叶 6 ~ 10 克，当归 10 克，白糖 10 克，粳米 100 克。

【制法】 将党参、黄芪、艾叶、升麻、当归入砂锅，加水煎煮，取汁去渣，加入粳米、鹿角胶、白糖，煮成粥。

【用法】 每日 1 剂，上、下午温热食。

【功效】 补气摄血。适用于气虚型产后子宫复旧不全。

◎ 大麦仁莲子粥

【材料】 大麦仁 50 克，莲子粉 50 克。

【制法】 将淘洗干净的大麦仁煮粥，临熟时加莲子粉调匀，稍煮即成。

【用法】 每日 1 剂，分 2 次，温热空腹食用。

【功效】 补气摄血。适用于气虚型产后子宫复旧不全。

◎ 益母草粥

【材料】 益母草 30 克，粳米 100 克，红糖 20 克。

【制法】 将益母草拣杂，切成碎小段，放入砂锅，加水浓煎 2 次，每次 30 分钟，合并 2 次滤汁，再浓缩至 100 毫升，备用。粳米淘洗干净，放入砂锅，加水煮成稠粥，粥将成时，加入益母草浓缩汁，加红糖拌匀，再煮至沸，即成。

【用法】 早、晚 2 次分食。

【功效】 活血祛瘀，利水消肿，清热解毒。适用于血瘀型产后子宫复旧不全。

◎ 参芪白术粥

【材料】 党参 10 克，黄芪 15 克，白术 18 克，粳米 100 克。

【制法】 将以上前 3 味加水煎汁，去渣后与淘洗干净的粳米一同煮粥。

【用法】 每日 1 剂，分数次食用。

【功效】 补气摄血。适用于气虚型产后子宫复旧不全。

◎ 黑逍遥粥

【材料】 生地黄 30 克，柴胡 6 克，薄荷 6 克，甘草 6 克，白芍 15 克，茯苓 15 克，当归 10 克，粳米 100 克，红糖适量。

【制法】 将前 7 味中药加水煎煮，去渣取汁，加入洗净的粳米一同煮成稀粥，入红糖调味。

【用法】 早、晚空腹温热食。

【功效】 疏肝解郁，凉血止血。适用于阴虚型产后子宫复旧不全。

◎ 参芪小米粥

【材料】 黄芪 30 克，党参 15 克，阿胶 5 克，升麻 3 克，小米 50 克，红糖适量。

【制法】 先将黄芪、党参、升麻水煎，去渣取汁，加入阿胶烊化，再加水适量，放入小米煮成稀粥，粥成后用红糖调味。

【用法】 分上、下午温热食。

【功效】 补气摄血。适用于气虚型产后子宫复旧不全。

◎ 白参莲子大枣粥

【材料】 白参 3 克，莲子 50 克，大枣 10 枚，糯米 50 克。

【制法】 将人参拣杂，洗净，晒干或烘干，研成极细末，备用。将莲子、大枣分别拣杂，洗净后放入砂锅，加适量水，中火煮至莲肉酥烂，放入淘洗干净的糯米，煮沸，改用小火煮至黏稠粥，粥将成时调入人参细末，拌和均匀，即成。

【用法】 早、晚 2 次分服，吃粥，嚼食莲子、大枣。

【功效】 补气健脾，摄血固冲。适用于气虚型产后子宫复旧不全。

药汤

◎ 荠菜马齿苋猪肉汤

【材料】 荠菜花（或荠菜）60 克，马齿苋 60 克，猪瘦肉 200 克，精盐适量。

【制法】 将上前 2 味加水煎，取汁去渣，与洗净切块的猪瘦肉一同炖汤，加精盐。

【用法】 每日 1 剂，分 2 次服。

【功效】 凉血止血。适用于阴虚型产后子宫复旧不全。

◎ 参胶猪红汤

【材料】 人参 10 克，阿胶 6 克，猪红（猪血）150 克，料酒、生姜、食盐各适量。

【制法】 将人参浸软切片，猪红切块，阿胶打碎，一并放入锅中，再入生姜片、料酒、食盐同炖至熟。

【用法】 吃猪血喝汤，温热食。

【功效】 补气养血，止血。用于气虚型产后子宫复旧不全。

◎ 鸡冠花藕羹

【材料】 鸡冠花（鲜品）30克，鲜藕100克，红糖20克，湿淀粉适量。

【制法】 将鲜藕洗干净，切碎，放入果汁机中绞压取汁，过滤，备用。将鸡冠花择洗干净，切碎，放入砂锅，加水煎2次，每次30分钟，合并2次滤汁，与鲜藕汁混合均匀，入锅，加红糖，微火煮沸，用湿淀粉勾兑成羹。

【用法】 早、晚餐分2次食用。

【功效】 活血祛瘀，止血。适用于血瘀型产后子宫复旧不全。

◎ 参芪白术乌鸡汤

【材料】 党参30克，黄芪30克，白术15克，大枣15克，乌鸡肉150克，生姜15克，精盐适量。

【制法】 将鸡肉去油脂，洗净；其余用料洗净，生姜拍烂，大枣去核。将全部用料放入锅内，加清水适量，大火煮沸后，改小火再煮2小时，加精盐。

【用法】 早、晚餐食用，一天之内服完。

【功效】 益气补虚。适用于气虚型产后子宫复旧不全。

【禁忌】 血热、阴虚火旺者忌服。

保健菜肴

◎ 旱莲茅根炖肉

【材料】 旱莲草30克，白茅根30克，猪瘦肉60克。

【制法】　将旱莲草、白茅根洗净，水煎，去渣取汁，加入猪瘦肉，用水 3 碗煎至 1 碗。

【用法】　分 3 次食用，连服 6 日。

【功效】　滋阴清热，凉血止血。适用于阴虚型产后子宫复旧不全。

◎ 归芪蛋

【材料】　当归 15 克，黄芪 15 克，红糖 30 克，鸡蛋 2 枚。

【制法】　将当归、黄芪分别拣杂，洗干净，晒干或烘干，切片，放入纱布袋，扎紧袋口，放入砂锅，加 1000 毫升水，煎煮 40 分钟。取出药袋，滤尽药汁，用小火煎熬至 500 毫升时，打入鸡蛋，并加红糖，继续煮至蛋熟即成。

【用法】　每日早餐时食用，食蛋饮汤。

【功效】　补气健脾，摄血固冲。适用于气虚型产后子宫复旧不全。

◎ 香干马兰头

【材料】　鲜马兰头 500 克，卤制香干 3 块，精盐、味精、酱油、红糖、麻油各适量。

【制法】　将卤制香干用沸水冲洗一下，剖片后再纵切一刀，横切成细丝，备用。将新鲜马兰头拣杂，洗干净，入沸水锅焯烫至刚泛翠绿断生，迅速捞出，放入凉开水中过凉，控水后码放入盘碗中，均匀铺卤制香干细丝，加精盐、味精、酱油、红糖、麻油等调料，拌和均匀即成。

【用法】　佐餐当菜，随意服食，吃马兰头，嚼食香干。

【功效】　养阴清热，止血。适用于阴虚型产后子宫复旧不全。

◎ 白参乌骨鸡

【材料】　白参 3 克，乌骨鸡 1 只，水发香菇 20 克，水发玉兰片 15 克，鸡汤、葱、生姜、精盐、味精各适量。

【制法】 将白参拣杂，洗净，晒干或烘干，切成饮片或研成细末，备用。将水发香菇、水发玉兰片分别拣洗干净，切成香菇丝、玉兰薄片，待用。将乌骨鸡去毛、头骨及内脏，入沸水锅焯透，用凉水冲洗后，放入盘碗内，将香菇丝、玉兰薄片均匀放在鸡身周边，加白参饮片或白参细末，浇入鸡汤，加葱花、生姜末、精盐、味精，将盘碗放入笼屉，上笼，大火蒸至鸡肉熟烂即成。

【用法】 佐餐为菜，吃鸡肉，饮汤汁，嚼食人参饮片、玉兰薄片、香菇丝。

【功效】 补气健脾，摄血固冲。适用于气虚型产后子宫复旧不全。

◎ 脱力草糖蛋

【材料】 鸡蛋 10 枚，脱力草（蝇子草）30 克，红糖 30 克。

【制法】 将脱力草水煎，去渣取汁，和红糖、鸡蛋同煮，鸡蛋熟后捞出，将蛋壳打破后再放入锅中稍煮即成。

【用法】 每日吃蛋 2 ～ 3 枚，连食数日。

【功效】 补气益血摄血。适用于气虚型产后子宫复旧不全。

◎ 黄芪升麻大枣炖母鸡

【材料】 炙黄芪 15 克，升麻 10 克，大枣 15 枚，母鸡 1 只，黄酒、葱、生姜、精盐、味精、麻油各适量。

【制法】 将炙黄芪、升麻拣杂，洗净，切片后放入纱布袋中，扎紧袋口，备用。将大枣拣洗干净，放入温水中浸泡片刻，去核，待用。母鸡去毛及内脏，洗净，入沸水锅焯烫 3 分钟，捞出，冲洗净。将黄芪、升麻药袋及大枣塞进鸡腹，放入砂锅，加足量水，大火煮沸，烹入黄酒，改用小火煨煮 40 分钟，取出药袋，滤尽药汁，加葱花、生姜末，继续用小火煨炖至鸡肉酥烂，加精盐、味精，拌和均匀，淋入麻油即成。

【用法】 佐餐当菜，随意服食，吃鸡肉，饮汤。

【功效】 补气健脾，摄血固冲。适用于气虚型产后子宫复旧不全。

按摩法

【操作方法】 一手放在产妇腹部，触摸子宫底部，拇指在子宫前壁，其余四指在子宫后壁，均匀而有节奏地按摩子宫。

敷贴法

◎ 外敷法 1

【组方】 当归 15 克，川芎 15 克，肉桂 15 克，炙甘草 15 克，蒲黄 7.5 克，乳香 7.5 克，没药 7.5 克，五灵脂 7.5 克，赤芍 3 克，血竭末 0.5 克。

【用法】 上述前 9 味中药共碾为细末，取药末约 15 ～ 30 克，与血竭末混合均匀，加入热酒调和成厚膏，敷贴在脐孔上，覆盖固定。隔 3 日换药 1 次，至恶露干净停药。

◎ 外敷法 2

【组方】 黄芪 15 克，党参 15 克，白术 15 克，升麻 10 克，龙骨 10 克，甘草 6 克，米醋适量。

【用法】 上述前 6 味中药共研为细末，取 15 ～ 30 克，米醋调成糊状，敷贴在脐孔，覆盖固定，每日换药 1 次。

◎ 熨敷法

【组方】 吴茱萸适量。

【用法】 将吴茱萸炒热，熨小腹部，每日 2 次。

六

产后子宫脱垂

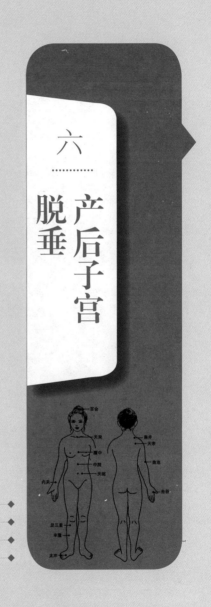

病因

症状

预防

调养

妇女产后子宫从正常位置沿阴道下降，子宫颈外口达坐骨棘水平以下，甚至子宫同阴道前后壁一起脱出阴道口外，称为产后子宫脱垂。本病相当于中医学"产后阴挺"的范畴。

病　因

产后子宫脱垂的病因，主要是因为妊娠子宫增大，加重子宫负担，分娩时产程处理不当，损伤盆腔组织，或因产后过早过重的劳动等，均可影响子宫、盆腔组织的恢复，造成子宫脱垂。

中医学认为，产后子宫脱垂多因产后气虚，中气下陷，冲任不固，或劳力过度，失于固摄引起的。

症　状

产妇自觉腹部下坠，腰酸、走路和下蹲时更明显，严重时脱出的块物不能还纳，影响行动。子宫颈由于长期暴露在外而发生黏膜表面增厚、角化或发生糜烂、溃疡。产妇白带增多，有时呈脓样或带血，有的发生月经紊乱，经血过多。

本病可以分成3种类型，症状如下：

（1）气虚　自觉有块物自阴道脱出，小腹下坠，阴户坠胀，劳累或站立过久而加重，气短懒言，舌质淡，苔白薄，脉细弱。

（2）肾虚　子宫脱出，阴道干涩，少腹下坠，腰膝酸软，头晕耳鸣，小便频数，舌质淡红，脉沉细。

（3）湿热　子宫脱出阴道口外，表面溃烂，黄水淋漓，或小便灼热，口干口苦，舌质淡，苔黄腻，脉滑或滑数。

预　防

　　子宫脱垂重在预防。子宫脱垂除个别病例为先天性脱垂外，绝大多数产妇与生育及劳动强度有关，因此，积极做好下述各项措施，将能有效地预防子宫脱垂的发生或加重。

　　（1）加强孕期保护，定期做产前检查，增加营养，及时纠正胎位异常，防止发生滞产、难产。孕期注意劳动保护，特别是怀孕晚期，应适当休息，不要参加过重体力劳动。

　　（2）注意产程观察，及时处理滞产、难产，减少盆底损伤。

　　（3）产后注意休息，增加营养，避免从事重体力劳动。产后休息42天，有产科合并症者应适当增加。休息时注意卧位姿势，以侧卧为宜。半月后可进行胸膝卧位锻炼，每天 1～2 次，每次 5～10 分钟或更长。产后做产后体操，做腹肌及提肛肌收缩锻炼。可以早下床活动，但不宜做太多、太重的体力劳动，也应避免久站、久坐、久蹲。有便秘、腹泻、咳嗽等应立即治疗。产后 42 天应做妇科检查。

调　养

中药方剂

◎ 党参升麻丸

　　【材料】　党参 50 克，升麻 100 克，五味子 30 克。

　　【制法】　上药共研细末，蜡糊为丸。

　　【用法】　每日 3 次，3 日服完。

　　【功效】　补气升阳。适用于气虚型产后子宫脱垂。

◎ 益鹤四君子汤

【材料】　党参 60 克，仙鹤草 60 克，生黄芪 60 克，夜交藤 60 克，焦白术 9 克，阿胶珠 9 克，血余炭 9 克，茯苓 9 克，炒升麻 24 克，桑寄生 15 克，菟丝子 15 克。

【制法】　上药加适量水煎煮，连煎 2 次，去渣取汁，将 2 次药汁合并。

【用法】　每日 1 剂，分 2 次服。

【功效】　益气升陷。适用于气虚型产后子宫脱垂。

◎ 举元煎

【材料】　人参 10 ～ 15 克，黄芪 30 克，升麻 15 克，白术 15 克，益母草 15 克，枳壳 15 克，牡蛎（先煎）20 克，炙甘草 5 克。

【制法】　上药加适量水煎煮，连煎 2 次，去渣取汁，将 2 次药汁合并。

【用法】　每日 1 剂，分 2 次服。

【功效】　益气升提。适用于气虚型产后子宫脱垂。

◎ 子宫下垂方

【材料】　全当归 13 克，土炒白术 13 克，淮山药 13 克，生黄芪 25 克，大党参 10 克，云茯苓 10 克，鹿角胶 10 克，软柴胡 5 克，升麻 8 克，生甘草 6 克，大枣 5 枚。

【制法】　上药加适量水煎煮，连煎 2 次，去渣取汁，将 2 次药汁合并。

【用法】　每日 1 剂，分 2 次服。

【功效】　健补脾胃，益气升阳。适用于气虚型产后子宫下垂。

◎ 自拟补气复位汤

【材料】　黄芪 60 克，当归 15 克，山茱萸 15 克，党参 30 克，续断 30 克，炙甘草 30 克，土鳖虫 9 克，老松香 9 克，炒白术 9 克，诃子 9 克，鹿角胶 9 克，接骨丹 1 条，柴胡 4.5 克，升麻 3 克，枯白矾 3 克，肉苁蓉 12 克，三七 2.5 克。

【制法】 上药加适量水煎煮，连煎2次，去渣取汁，将2次药汁合并。

【用法】 每日1剂，分2次服。

【功效】 补中益气。适用于气虚型产后子宫脱垂，腰痛，小腹坠痛。

◎ 黄芪杉树皮汤

【材料】 黄芪50克，杉树皮100克，韭菜子20克。

【制法】 上药加适量水煎煮，去渣取汁，冲红糖适量调味。

【用法】 每日1剂，连服3剂。

【功效】 补气升阳。适用于气虚型产后子宫脱垂。

◎ 红鸡冠花蓖麻汤

【材料】 红鸡冠花根30克，红蓖麻根30克，红牡丹根30克，石榴根皮20克。

【制法】 上药加适量水煎煮，去渣取汁。

【用法】 每日1剂，分2次服。

【功效】 补气升阳。适用于气虚型产后子宫脱垂。

◎ 补气益肾方

【材料】 党参15克，黄芪15克，续断15克，桑寄生15克，煅龙骨（先煎）15克，煅牡蛎（先煎）15克，升麻9克，柴胡9克，杜仲炭9克，车前子9克，黄柏9克。

【制法】 上药加适量水煎煮，连煎2次，去渣取汁，将2次药汁合并。

【用法】 每日1剂，分2次服。

【功效】 补肾固脱，培元升提。适用于肾虚型产后子宫脱垂。

药茶

◎ 鲜蕹菜汁

【材料】 鲜蕹菜250克，白糖适量。

【制法】 将鲜蕹菜洗净，绞取汁液，加白糖调味。

【用法】 每日 2 次，饮服。

【功效】 清热解毒。适用于湿热型产后子宫脱垂。

◎ 金银花山楂茶

【材料】 金银花 50 克，菊花 50 克，山楂 50 克，精制蜂蜜 500 毫升。

【制法】 先将金银花洗净，用水泡发后，放入锅内；山楂拍烂；菊花摘净。将上 3 味一同放入锅内，加水 300 毫升左右，武火烧沸，文火再煮 30 分钟，去渣取汁。再将蜂蜜倒入干净锅内，用文火保持微沸，烧至色微黄、黏手成丝，将炼制蜂蜜缓缓倒入药汁内拌匀，等蜂蜜全部溶化后，用一层纱布过滤去渣，冷却即成。

【用法】 每次 50 ～ 100 毫升，每日 3 次，当茶饮。

【功效】 清热解毒，化瘀消积，润燥疏风。适用于湿热型产后子宫脱垂。

◎ 葵花盘茶

【材料】 完整葵花盘 1 个。

【制法】 上药加适量水煎煮，去渣取汁。

【用法】 每日 1 剂，分 2 次服。

【功效】 益气生举。适用于气虚型产后子宫脱垂。

◎ 枳壳糖浆

【材料】 炒枳壳 60 克，升麻 15 克，黄芪 30 克，红糖 100 克。

【制法】 将前 3 味中药加水 800 毫升，煎取 600 毫升，加入红糖稍煮即可。

【用法】 每次服 200 毫升，每日 3 次。

【功效】 补气升阳。适用于气虚型产后子宫脱垂。

药粥

◎ 黄鳝小米粥

【材料】 黄鳝1条，小米50～100克，食盐适量。

【制法】 先将黄鳝去内脏洗净，切丝后与小米同煮粥。粥成后调入食盐稍煮即成。

【用法】 空腹温热食。

【功效】 益气补虚。适用于气虚型产后子宫脱垂。

◎ 补中益气粥

【材料】 党参15克，黄芪15克，白术12克，升麻6克，当归6克，柴胡3克，陈皮3克，小米50克，红糖适量。

【制法】 将前7味中药加水煎煮，去渣取汁，加入洗净的小米、红糖，同煮成粥。

【用法】 每日1～2次，温热食。

【功效】 补益中气，升阳举陷。适用于气虚型产后子宫脱垂。

◎ 党参小米粥

【材料】 党参30克，升麻10克，小米50克，红糖适量。

【制法】 先水煎党参、升麻，去渣取汁，加入洗净的小米、红糖，同煮为粥。

【用法】 空腹温热食，每日2次。

【功效】 益气升提。适用于气虚型产后子宫脱垂。

◎ 黄芪首乌粥

【材料】 黄芪30克，何首乌30克，鸡蛋2枚，小米50克，红糖适量。

【制法】 将黄芪、何首乌用布包好，与小米同煮成粥；粥熟后捞出药包不用，将鸡蛋打入粥内，并加红糖调匀，煮熟即可。

【用法】 每日 2 次，温热食。

【功效】 益气养血。适用于气虚型产后子宫脱垂。

◎ 龙胆泻肝粥

【材料】 龙胆草 10 克，黄芩 10 克，山栀子 10 克，泽泻 10 克，车前子 10 克，当归 10 克，升麻 9 克，茯苓 9 克，黄柏 6 克，知母 6 克，木通 6 克，柴胡 5 克，枳壳 20 克，粳米 100 克，红糖适量。

【制法】 将前 13 味中药加水煎煮，去渣取汁，加入洗净的粳米煮粥，粥成后调入红糖即可。

【用法】 早、晚温热食。

【功效】 清热利湿，佐以升提。适用于湿热型产后子宫脱垂。

药汤

◎ 当归黄芪汤

【材料】 黄芪 100 克，当归 50 克，升麻 25 克，糯米 150 克。

【制法】 将前 3 味药共研末，和糯米一起入炖盅中炖熟即成。

【用法】 每日 1 剂，分 2 次服。

【功效】 补气升阳。适用于气虚型产后子宫脱垂。

◎ 升麻黑芝麻汤

【材料】 猪大肠 30 厘米，升麻 10 克，黑芝麻 60 克。

【制法】 将猪大肠清洗干净，纳入升麻、黑芝麻后，两头扎紧，加清水适量，煮熟后去升麻及芝麻，调味即成。

【用法】 吃肠饮汤，每 2 日 1 次，连吃 3 ~ 5 次。

【功效】 补气升阳。适用于气虚型产后子宫脱垂。

药酒

◎ 八月札酒

【材料】 八月札 50 克，白酒 500 毫升。

【制法】 八月札洗净，切碎稍浸，焖润至透，入布袋，放到容器中，加酒，密封浸泡 20 日，去渣留液。

【用法】 口服，每次 10 毫升，每日 2 次。

【功效】 疏肝理气，健脾温胃，活血止痛，除烦利尿。适用于气虚型产后子宫脱垂。

◎ 月季花酒

【材料】 月季花 300 克（鲜品加倍），红酒 1000 毫升。

【制法】 将月季花去除杂质，先加水煮沸 15 分钟，再加入红酒，继续煮沸 10 分钟，滤出药酒待用。

【用法】 口服，每次 30 毫升，每日 2 次，早、晚空腹温服。

【功效】 解毒消肿，活血温经。适用于产后子宫脱垂。

保健菜肴

◎ 金樱子益母草炖鸡

【材料】 金樱子根 120 克，蓖麻根 120 克，棉花根 30 克，益母草 30 克，母鸡 1 只。

【制法】 将前 3 味药煎汁后同母鸡炖至熟即成。

【用法】 服食鸡肉及药汤。

【功效】 补中益气，升提举陷。适用于气虚型产后子宫脱垂。

◎ 升麻黄芪炖鸡肉

【材料】 升麻 9 克，黄芪 15 克，鸡肉 250 ～ 300 克。

【制法】 将鸡肉洗净切块，装入大炖盅内；升麻、黄芪洗净后用干净纱布包好，放入大炖盅内，加水 300 ～ 500 毫升，上笼蒸至鸡肉熟烂，去纱布包。

【用法】 食肉喝汤。

【功效】 补益气血，升提阳气。适用于气虚型产后子宫脱垂。

◎ 黄芪枸杞炖鸽子

【材料】 鸽子 1 只，黄芪 30 克，枸杞子 30 克。

【制法】 将鸽子去毛及内脏，洗净，切块；再将黄芪、枸杞子用纱布包好，同鸽子一起放炖盅内，加水适量隔水炖熟，去药包。

【用法】 饮汤吃鸽肉，隔日 1 次，连服 10 ～ 15 日。

【功效】 益气养血。适用于气虚型产后子宫脱垂。

◎ 巴戟炖猪大肠

【材料】 巴戟天 50 克，猪大肠 250 ～ 300 克。

【制法】 猪大肠翻转，以粗盐洗净后再翻转复原；将巴戟天纳入大肠内，加水适量，隔水炖至猪大肠熟烂，去巴戟天不用。

【用法】 吃猪大肠，每周 2 次。

【功效】 补肾壮阳调血。适用于肾虚型产后子宫脱垂。

◎ 首乌炖母鸡

【材料】 何首乌 30 克，嫩母鸡（约 500 克）1 只，姜丝 10 克，植物油、食盐、料酒各适量。

【制法】 将鸡去毛、肠杂，脚爪洗净，放入大炖盅内；何首乌洗净，切碎粒状，用纱布袋装好，扎紧口，纳入鸡腹内，加清水适量，隔水炖至鸡肉离骨时，去掉何首乌，加植物油、食盐、姜丝、料酒拌匀，继续炖 10 ～ 20 分钟。

【用法】 食鸡肉喝汤。

【功效】 益肾补血。适用于肾虚型产后子宫脱垂。

熏洗坐浴法

◎ 法 1

【组方】 臭椿白皮 50 克,乌梅 25 克。

【用法】 上药加适量水煎煮,去渣取汁。用药汁熏洗患处,每日 1 ～ 2 次。

◎ 法 2

【组方】 蛇床子 60 克,乌梅 60 克。

【用法】 上药加适量水煎煮,去渣取汁。熏洗,每日 1 次。

◎ 法 3

【组方】 白鲜皮 50 克,紫背浮萍 50 克。

【用法】 上药加适量水煎煮,去渣取汁。趁热先熏后洗,每日 1 ～ 2 次。

◎ 法 4

【组方】 鱼腥草适量。

【用法】 上药加适量水煎煮,去渣取汁。每日熏洗数次。

◎ 法 5

【组方】黄柏 15 克,枳壳 15 克,明矾 40 克,石榴皮 18 克,五味子 20 克。

【用法】 将上药捣成粗末,加水浸泡煎煮 20 分钟,滤去药渣倒入盆内,待温、坐浴、浸洗阴部。每日 2 次,每次 20 分钟,连洗 2 周。

◎ 法 6

【组方】 苦参 30 克,生枳壳 30 克,石榴皮 30 克。

【用法】 用清水 3000 毫升,煎取药汁 1500 毫升。将药汁倒入盆中，先熏，后坐浴温洗，每晚 1 次，连续熏洗 7 ～ 10 日为 1 个疗程。

◎ 法 7

【组方】 金银花 30 克，蒲公英 30 克，紫花地丁 30 克，蛇床子 30 克，黄柏 10 克，枯矾 10 克，苦参 15 克，黄连 6 克。

【用法】 上药加水适量，煎取药汁，趁热熏洗坐浴。

◎ 法 8

【组方】 枳壳 15 克，益母草 15 克，黄柏 15 克，金银花 15 克，蛇床子 9 克，紫草根 9 克。

【用法】 将上药研碎，加水 3000 毫升浸泡煎煮，滤去药渣，将药液倒入盆内，趁热熏洗、坐浴，每晚 1 次，连用 1 ～ 2 周。

按 摩 法

【取穴】 合谷、中泉、二白、中魁、支沟等穴。

【操作方法】 按揉上述穴位各 100 次，刺激力度应柔和，以得气为度。每天按摩 1 次，10 次为 1 个疗程，连续按摩 3 ～ 5 个疗程。

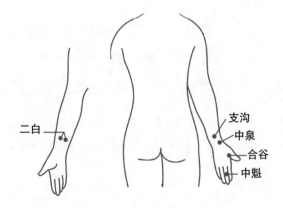

敷 贴 法

◎ 外敷法 1

【组方】　杜仲 30 克，枳壳 30 克，蓖麻子 30 克，醋适量。

【用法】　共研为细末，用醋调成糊状，取适量敷于脐部。每天换药 1 次，连用 5 ～ 7 天。

◎ 外敷法 2

【组方】　五倍子 10 克。

【用法】　烘干研末，掺入黑膏药中贴在脐部，每天换药 1 次，直至病愈。

◎ 外敷法 3

【组方】　何首乌末 30 克，雄鸡骨 100 克。

【用法】　将上述材料煎煮，捣烂拌匀。外敷脐部，每日 2 次。

◎ 外敷法 4

【组方】　蓖麻仁 30 克，热粥适量。

【用法】　捣烂，用热粥拌匀。在临睡前将产妇头发分开，敷于头顶百会穴，约 2 小时。等到子宫收缩，可将药洗去。

◎ 足敷法

【组方】　五味子 12 克，升麻 6 克，鸡蛋清或姜汁适量。

【用法】　研细末，用鸡蛋清或姜汁调成膏状，敷贴于涌泉穴与关元穴。

坐 药 法

【组方】　五倍子 20 克，覆盆子 20 克。

【用法】　上药共研成细末，用香油调后，取棉球蘸药末塞入阴道深处。每天 4 次，3 ～ 5 日为 1 个疗程。

七

产后发热

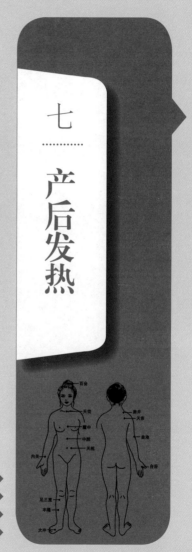

产后1～2日内，由于阴血骤虚，不能敛阳，阳气浮越于外，常有轻微的发热。如有发热而无其他症状者，一般不作病论。如果产妇发热持续不退或者高热寒颤，并伴有其他症状者，称为产后发热。

病 因

（1）**感染邪毒** 因为产妇生产时，接生用具消毒不严或产褥不洁，邪毒乘血室正开而入，正邪相争导致发热。

（2）**外感** 由于产后失血伤气，百脉空虚，腠理不密，卫外不固，造成风、寒、暑、热之邪乘虚而入，营卫不和而发热。

（3）**血瘀** 产后恶露不畅，瘀血阻滞，气机受碍，郁而发热。

（4）**血虚** 产后失血，阴血暴虚，阳无所附而浮于外，引起发热。

（5）**食滞** 产后脾胃虚弱，饮食失节，脾胃运化无力，食滞中焦，郁而发热。

症 状

本病可以分为7种类型，常见症状如下：

（1）**感染邪毒** 产后寒颤高热，小腹疼痛拒按，恶露量多或少，色紫黯，秽臭如败酱，心烦口渴，小便短赤，大便秘结，舌质红，苔黄腻或黄燥，脉数有力。

（2）**外感风寒** 产妇恶寒，发热，头痛，腰背酸疼，流涕无汗，鼻塞声重，痰稀而白，舌苔薄白，脉浮紧。

（3）**外感风热** 产后发热，微恶寒，头痛，咳嗽，痰黄，咽痛，口干而渴，微汗出，舌尖边红，苔薄白，脉浮数。

（4）**外感暑热** 产褥期正值盛夏之时，发热口渴，心烦汗多，头目不清，胸闷恶心，体倦无力，舌淡，脉虚数。

（5）**血瘀** 产妇寒热时作，小腹疼痛拒按，恶露不下或甚少，色紫黯夹块，口干不欲饮，舌质紫黯或有瘀点，脉弦涩。

（6）**血虚** 产后失血较多，低热缠绵，自汗，恶露量少色淡，质稀，腹痛隐隐，头晕眼花，心悸少寐，舌淡红，苔薄，脉虚微数。

（7）**食滞** 产后身热，时发时止，不思饮食，食入不舒，吞酸嗳腐，脘腹胀满，呕恶泄泻，舌苔厚腻，脉滑。

预 防

（1）产褥期应禁同房，并保持外阴部清洁，进行会阴部冲洗或擦洗。

（2）卧床休息，恶露未净者宜半卧位，有利于恶露排出。

（3）住处应避风寒，注意保暖，避免对流当风，但应保持室内空气清新，衣着厚薄适宜，夏季应当防止中暑。

（4）发热超过 38.5℃应暂停哺乳，并定时吸空乳汁，擦洗乳头，保持乳房卫生。

（5）定时测量体温，做好记录。

（6）保持愉悦情绪，积极配合治疗，有利于尽快恢复健康。

调 养

中药方剂

◎ 荆防四物汤

【材料】 荆芥 9 克，防风 6 克，川芎 6 克，当归 9 克，白芍 9 克，生地黄 15 克。

【制法】 上药加适量水煎煮，连煎 2 次，去渣取汁，将 2 次药汁合并。

【用法】 每日 1 剂。早、晚各 1 次，温热口服。

【功效】 养血祛风解表。适用于外感风寒型产后发热。

◎ 当归益母汤

【材料】 当归 30 克，益母草 30 克，川芎 10 克，桃仁 10 克，甘草 10 克，牡丹皮 10 克，熟地黄 15 克，炮姜 5 克。

【制法】 上药加适量水煎煮，连煎 2 次，去渣取汁，将 2 次药汁合并。

【用法】 每日 1 剂，早、晚各 1 次，温热口服。

【功效】 滋阴补血清热。适用于血虚型产后发热。

◎ 保和丸

【材料】 山楂 180 克，神曲 60 克，半夏 90 克，茯苓 90 克，陈皮 30 克，连翘 30 克，莱菔子 30 克。

【制法】 上药共为末，水泛为丸。

【用法】 日 2 次，每服 6 ～ 9 克，温水送下。水煎服亦可，药量减为 1/10。

【功效】 健脾和胃，消导化滞。适用于食滞型产后发热。

◎ 解毒活血汤

【材料】 连翘 6 克，葛根 6 克，柴胡 6 克，生地黄 15 克，赤芍 9 克，桃仁 24 克，红花 15 克，枳壳 3 克，甘草 6 克。

【制法】 上药加适量水煎煮，连煎 2 次，去渣取汁，将 2 次药汁合并。

【用法】 每日 1 剂。早、晚各 1 次，温热口服。

【功效】 清热解毒，凉血化瘀。适用于感染邪毒型产后发热。

◎ 银翘散

【材料】 金银花 30 克，连翘 30 克，荆芥 12 克，淡豆豉 15 克，薄荷 18 克，淡竹叶 12 克，牛蒡子 18 克，苦桔梗 18 克，生甘草 15 克，鲜芦根 30 克。

【制法】 上药加适量水煎煮，连煎 2 次，去渣取汁，将 2 次药汁合并。

【用法】 每日 1 剂。早、晚各 1 次，温热口服。

【功效】 疏散风热，清热解表。适用于外感风热型产后发热。

◎ 蒲公英赤芍汤

【材料】 蒲公英 15 克，赤芍 15 克，鱼腥草 15 克，金银花 30 克，野菊花 30 克，益母草 20 克，紫花地丁 10 克，天葵子 10 克，蒲黄 10 克，五灵脂 10 克，牡丹皮 10 克。

【制法】 上药加适量水煎煮，连煎 2 次，去渣取汁，将 2 次药汁合并。

【用法】 每日 1 剂。早、晚各 1 次，温热口服。

【功效】 清热解毒，凉血化瘀。适用于感染邪毒型产后发热。

◎ 桃红消瘀汤

【材料】 丹参 15 克，牛膝 15 克，败酱草 15 克，当归尾 10 克，红花 10 克，乳香 10 克，蕺菜 10 克，川楝子 10 克，桃仁 12 克，益母草 30 克。

【制法】 上药加适量水煎煮，连煎 2 次，去渣取汁，将 2 次药汁合并。

【用法】 每日 1 剂。早、晚各 1 次，温热口服。

【功效】 活血化瘀。适用于血瘀型产后发热。

◎ 产后退热方

【材料】 当归 9 克，桃仁 9 克，红花 9 克，川芎 9 克，麦冬 9 克，玄参9克，赤芍9克，柴胡9克，益母草9克。

【制法】 上药加适量水煎煮，连煎2次，去渣取汁，将2次药汁合并。

【用法】 每日1剂。早、晚各1次，温热口服。

【功效】 活血化瘀清热。适用于血瘀型产后发热。

◎ 马齿苋金银花汤

【材料】 马齿苋30克，金银花30克，蒲公英30克，败酱草30克，红藤30克，鱼腥草30克，玄参30克，穿心莲15克，生地黄15克，牡丹皮15克，马鞭草15克。

【制法】 上药加适量水煎煮，连煎2次，去渣取汁，将2次药汁合并。

【用法】 每日1剂，早、晚各1次，温热口服。

【功效】 清热解毒，凉血化瘀。适用于感染邪毒型产后发热。

◎ 金银花连翘汤

【材料】 金银花30克，连翘30克，牡丹皮10克，炒山栀子10克，益母草10克，红藤15克，薏苡仁15克，桃仁9克，川芎9克，全当归9克，炮姜4.5克，白通草1.2克。

【制法】 上药加适量水煎煮，连煎2次，去渣取汁，将2次药汁合并。

【用法】 每日1剂，早、晚各1次，温热口服。

【功效】 清热解毒，凉血化瘀。适用于感染邪毒型产后发热。

◎ 加味大黄牡丹汤

【材料】 大黄（后下）10克，芒硝（分冲）10克，牡丹皮15克，冬瓜仁15克，生薏苡仁15克，桃仁12克，败酱草15～30克，红藤15～30克，益母草30克。

【制法】 上药加适量水煎煮，连煎2次，去渣取汁，将2次药汁合并。

【用法】 每日 1 剂，早、晚各 1 次，温热口服。

【功效】 清热解毒，通腑泄热。适用于感染邪毒型产后发热。

◎ 荷叶益母草汤

【材料】 鲜荷叶 30 ～ 60 克，鲜益母草 30 ～ 60 克。

【制法】 上药加适量水煎煮，去渣取汁。

【用法】 每日 1 剂，早、晚各 1 次，温热口服。

【功效】 活血祛瘀清热。适用于血瘀型产后发热。

◎ 加味地骨皮饮

【材料】 当归 15 克，白芍 15 克，熟地黄 15 克，牡丹皮 15 克，地骨皮 15 克，川芎 10 克，胡黄连 10 克。

【制法】 上药加适量水煎煮，连煎 2 次，去渣取汁，将 2 次药汁合并。

【用法】 每日 1 剂，早、晚各 1 次，温热口服。

【功效】 补血滋阴清热。适用于血虚型产后发热。

◎ 桃红消瘀汤

【材料】 丹参 15 克，牛膝 15 克，败酱草 15 克，当归尾 10 克，红花 10 克，乳香 10 克，蕺菜 10 克，川楝子 10 克，桃仁 12 克，益母草 30 克。

【制法】 上药加适量水煎煮，连煎 2 次，去渣取汁，将 2 次药汁合并。

【用法】 每日 1 剂，早、晚各 1 次，温热口服。

【功效】 活血化瘀。适用于血瘀型产后发热。

◎ 柴胡和解方

【材料】 川芎 12 克，柴胡 12 克，当归 10 克，黄芩 10 克，法半夏 10 克，陈皮 10 克，大枣 10 克，生姜 10 克，泡参 18 克，艾叶 6 克，炙甘草6克。

【制法】 上药加适量水煎煮，连煎2次，去渣取汁，将2次药汁合并。

【用法】 每日1剂。早、晚各1次，温热口服。

【功效】 和解表里，固正除邪。适用于外感风寒型产后发热。

◎ 产后发热方

【材料】 芦根18克，桑叶9克，炒豆豉9克，黑荆芥穗9克，赤芍9克，酒当归9克，泽兰9克，桃仁9克，炒山栀子6克，酒川芎6克，醋制柴胡5克，甘草3克。

【制法】 上药加适量水煎煮，连煎2次，去渣取汁，将2次药汁合并。

【用法】 每日1剂，早、晚各1次，温热口服。

【功效】 解表清热活血。适用于外感风热型产后发热。

◎ 银翘桃仁汤

【材料】 金银花15克，连翘15克，豆豉15克，牛蒡子15克，桔梗15克，牡丹皮15克，桃仁15克，薄荷10克，竹叶10克，荆芥穗10克，甘草10克。

【制法】 上药加适量水煎煮，连煎2次，去渣取汁，将2次药汁合并。

【用法】 每日1剂，早、晚各1次，温热口服。

【功效】 疏风清热解表。适用于外感风热型产后发热。

◎ 当归黄芪汤

【材料】 黄芪30克，当归20克，生姜5克，大枣5克，防风10克。

【制法】 上药加适量水煎煮，去渣取汁。

【用法】 每日1剂，早、晚各1次，温热口服。

【功效】 益气补血。适用于血虚型产后发热。

◎ 当归首乌汤

【材料】 当归 15 克，何首乌 15 克。

【制法】 上药加适量水煎煮，去渣取汁。

【用法】 每日 1 剂，早、晚各 1 次，温热口服。

【功效】 滋阴养血。适用于血虚型产后发热。

药茶

◎ 银花薄荷芦根茶

【材料】 金银花 30 克，薄荷 10 克，芦根 60 克，红糖 30 克。

【制法】 金银花、芦根加水 500 毫升，煮 15 分钟，下薄荷煮沸 3 分钟，滤去渣，加红糖适量调匀。

【用法】 每日 3 ～ 4 次，温热饮。病愈即停。

【功效】 清热解毒。适用于外感风热型产后发热。

◎ 金银花蒲公英茶

【材料】 金银花 30 克，蒲公英 30 克，薄荷 10 克。

【制法】 将金银花、蒲公英一同加水 500 毫升煮 20 分钟，再加入薄荷煮 5 分钟，去渣取汁，加入白糖。

【用法】 代茶饮。每日 3 ～ 4 次，连服 3 日。

【功效】 清热解毒，凉血化瘀。适用于感染邪毒型产后发热。

◎ 五神茶

【材料】 荆芥 10 克，苏叶 10 克，生姜 10 克，熟地黄 15 克，红糖适量。

【制法】 将荆芥、苏叶洗净，与熟地黄、生姜一起放入瓦锅内小火煎煮至沸，加红糖溶化即成。

【用法】　代茶饮，随量服。病愈即停。

【功效】　发汗解表。适用于外感风寒型产后发热。

◎ 地丁败酱糖茶

【材料】　紫花地丁 30 克，蒲公英 30 克，败酱草 30 克，红糖适量。

【制法】　前 3 味加水 500 毫升，煎取 400 毫升，加红糖适量。

【用法】　代茶饮，每次 200 毫升，每日 2 次。

【功效】　清热解毒。适用于感染邪毒型产后发热。

◎ 清热解毒茶

【材料】　金银花 10 克，败酱草 10 克，生地黄 10 克，连翘 9 克，蒲公英 9 克，牡丹皮 9 克，冬瓜仁 9 克，全当归 9 克，大赤芍 9 克，红糖适量。

【制法】　将前 9 味中药水煎，煎 2 次，共取药汁 400 毫升，放入红糖调味。

【用法】　每次服 200 毫升，每日 2 次。病愈即停。

【功效】　清热解毒，凉血化瘀。适用于感染邪毒型产后发热。

药粥

◎ 荆防四物粥

【材料】　荆芥 6～9 克，防风 3～6 克，川芎 3～6 克，当归 9 克，白芍 9 克，生地黄 15 克，粳米 100 克，红糖适量。

【制法】　先将前 6 味中药加适量水煎煮，去渣取汁，另将粳米煮粥，等到粥将成时，放入药汁和红糖稍煮即成。

【用法】　每日 1～2 次，温热服食，病愈即停。

【功效】　养血祛风解表。适用于血虚外感风寒型产后发热。

◎ 益母桃仁粥

【材料】 益母草 50 克，桃仁 10 克，粳米 100 克。

【制法】 桃仁去皮打碎，与益母草一起放入砂锅，加水 200 毫升煮 20 分钟煎汁。再取汁去渣，入粳米，加水煮成稀粥，加红糖服食。

【用法】 每日 1 次，连用 5 ～ 10 日。

【功效】 活血化瘀。适用于血瘀型产后发热。

◎ 玉竹粥

【材料】 玉竹 15 ～ 20 克（鲜品用 30 ～ 60 克），粳米 100 克，红糖适量。

【制法】 将新鲜肥玉竹洗净，去掉根须，切碎煎浓汁后去渣，或用干玉竹煎汤，去渣。取汁与粳米加水适量，煮为稀粥，粥熟后放入红糖，稍煮 1 ～ 2 沸即成。

【用法】 每日 2 次，温热食。

【功效】 滋阴清热，润肺生津。适用于产后阴虚引起的低热不退，或高热后烦渴。

◎ 荆芥粥

【材料】 荆芥 5 ～ 10 克，薄荷 3 ～ 5 克，淡豆豉 5 ～ 10 克，粳米 50 ～ 100 克，红糖适量。

【制法】 将剂芥、薄荷、淡豆豉煮沸 5 分钟（不宜久煮），取汁去渣。另将粳米洗净煮粥，待粥将熟时，加入药汁及红糖，同煮成粥。

【用法】 每日 2 次，温热食。病愈即停。

【功效】 发汗解表，清利咽喉，退热去烦。适用于外感风寒型产后发热。

◎ 益阴粥

【材料】 生地黄 15 克，熟地黄 15 克，麦冬 9 克，白芍 9 克，知母 9 克，地骨皮 12 克，鳖甲 12 克，甘草 3 克，粳米 100 克，红糖适量。

【制法】　先将前 8 味中药水煎，去渣取汁，加入洗净的粳米煮粥，等到粥将成时放入红糖，稍煮即成。

【用法】　早、晚空腹食。

【功效】　滋阴清热养血。适用于血虚型产后发热。

◎ 竹叶粥

【材料】　鲜竹叶 30 克（干品 15 克）或淡竹叶 30 克，生石膏 45 克，粳米 50 克，红糖适量。

【制法】　将鲜竹叶（或干竹叶）洗干净，和生石膏加水煎汁，去渣取汁，放入粳米煮粥，等到粥熟时，放入红糖调匀即可。

【用法】　每日 2～3 次，病愈后停食。

【功效】　清热除烦，解毒消肿。适用于感染邪毒型产后发热。

◎ 济阴粥

【材料】　连翘 12 克，炒山栀子 12 克，炒黄芩 12 克，炒黄连 12 克，赤芍 9 克，金银花 9 克，牡丹皮 9 克，甘草 3 克，粳米 100 克，红糖适量。

【制法】　将前 8 味中药加适量水煎煮，去渣取汁，放入洗净的粳米煮粥，粥成后入红糖调匀即成。

【用法】　每日 2 次，病愈即停食。

【功效】　清热解毒，凉血化瘀。适用于感染邪毒型产后发热。

◎ 二丹生化粥

【材料】　牡丹皮 9 克，丹参 9 克，川芎 9 克，桃仁 9 克，全当归 12 克，炮姜 3 克，炙甘草 6 克，粳米 100 克，红糖适量。

【制法】　将前 7 味中药放入砂锅中，加适量水煎煮，去渣取汁，再加入粳米煮粥，粥将成时调入红糖调味。

【用法】　每日 2 次，空腹温热服食。

【功效】　活血化瘀。适用于血瘀型产后发热。

◎ 桃仁红花粥

【材料】 桃仁 10 克，红花 6 克，粳米 50 克，红糖适量。

【制法】 先将桃仁捣烂如泥，与红花一同煎煮，去渣取汁，同洗净的粳米煮粥，粥将成时放入红糖即可。

【用法】 每日 2 次，空腹温食。

【功效】 活血化瘀。适用于血瘀型产后发热。

◎ 桃仁消瘀粥

【材料】 桃仁 9 克，红花 9 克，当归尾 9 克，丹参 12 克，土牛膝 12 克，荠菜 15 克，粳米 100 克，红糖适量。

【制法】 将前 6 味中药洗净，放入砂锅，加适量水煎煮，去渣取汁，加入粳米煮粥，粥将成时调入红糖即可。

【用法】 每日 2 次，空腹温食。

【功效】 活血化瘀，清热解毒。适用于血瘀型产后发热。

◎ 地黄粥

【材料】 鲜地黄 5000 克，白蜜适量，粳米适量，酥油适量。

【制法】 将鲜地黄洗净捣汁，每 500 毫升地黄汁加白蜜 120 克，熬成膏状，密封贮藏。将粳米约 50 克煮粥，入地黄膏 10 克和酥油适量即成。

【用法】 每日早、晚空腹食。

【功效】 滋阴养血。适用于血虚型产后低热，骨蒸劳热，干咳少痰。

◎ 防风粥

【材料】 防风 10 克，葱白 2 茎，粳米 50 克，红糖适量。

【制法】 将防风、葱白加适量水煎煮，去渣取汁，将粳米洗净煮粥，等到粥将熟时加入药汁及红糖，同煮成稀粥。

【用法】 每日 2 次，趁热食用，病愈即停。

【功效】　祛风散寒。适用于外感风寒型产后发热。

药汤

◎ 八珍鸡汤

【材料】　人参6克，白术6克，白茯苓6克，白芍6克，炙甘草3克，川芎3克，熟地黄8克，当归8克，母鸡（约重1500克）1只，猪杂骨750克，葱、姜适量，食盐适量。

【制法】　将中药装入纱布袋内；母鸡去毛和内脏，洗净；猪杂骨敲碎；姜、葱切成段。然后将鸡、猪杂骨、药袋放砂锅内，加水适量，先用武火烧开，撇浮沫，放入葱、姜。改用文火煨炖至鸡肉熟烂，将药袋捞出不用，加食盐即成。

【用法】　佐餐食用，每日2次。

【功效】　调补气血。适用于血虚型产后发热。

◎ 桂枝党参鸡汤

【材料】　桂枝12克，党参20克，白芍12克，生姜20克，大枣20克，鸡肉150克，精盐适量。

【制法】　将鸡肉去油脂，斩块；其余用料洗净；生姜拍烂，大枣去核。将全部用料放入锅内，加清水适量，小火煮1.5小时，加精盐。

【用法】　随意温服，一天之内服完。

【功效】　解肌散寒，调和营卫。适用于外感风寒型产后发热。

【禁忌】　风热感冒者忌用。

◎ 芪归防风猪肉汤

【材料】　黄芪20克，当归10克，防风10克，猪瘦肉150克，生姜20克，大枣20克，精盐适量。

【制法】　猪瘦肉去油脂，切块；其余用料洗净；大枣去核，生姜拍松烂。将全部用料放入锅内，加清水适量，小火煮1.5小时，加精盐。

【用法】　随意饮用。

【功效】　益气解表。适用于气血两虚型产后发热。

【禁忌】　风热感冒者忌用。

◎ 地黄玄参兔肉汤

【材料】　鲜地黄 50 克，玄参 20 克，青天葵（鲜品）30 克，红花 3 克，兔肉 100 克，黑枣 15 克，精盐适量。

【制法】　将兔肉去油脂，剁块；红花用纱布另包；其余用料洗净。将用料（红花除外）放入锅内，加清水适量，小火煮 50 ~ 60 分钟；放入红花，再煮 10 ~ 15 分钟，加精盐调味。

【用法】　随意饮用。

【功效】　清热泻火，凉血止血。适用于外感风热型产后发热。

【禁忌】　风寒外袭者忌用。

◎ 竹叶麦冬鸡肉汤

【材料】　水牛角片 20 克，淡竹叶 10 克，麦冬（连心）20 克，紫草 10 克，鸡肉 100 克，生姜 15 克，大枣 15 克，精盐适量。

【制法】　将鸡肉去油脂，切块；其余用料洗净，生姜拍烂，大枣去核。将全部用料放入锅内，加清水适量，小火煮 1 小时，加精盐调味。

【用法】　随意饮用。

【功效】　清营凉血，活血解毒。适用于外感风热型产后发热。

【禁忌】　产后风寒感冒者忌用。脾虚便溏者忌用。

◎ 金银花绿豆汤

【材料】　金银花 24 克，淡竹叶 10 克，绿豆 30 克。

【制法】　将金银花、淡竹叶洗净后用布包，再将绿豆洗净，浸泡约半小时，与药包一同放入锅内，加清水适量，武火煮沸后，文火煮约 1 小时，调味即可。

【用法】 每日 1 剂，分 2 次服。

【功效】 疏散风热，清热解毒。适用于外感风热型产后发热。

◎ 枸杞菊花绿豆汤

【材料】 枸杞叶 100 克，菊花 15 克，绿豆 30 克。

【制法】 先将绿豆洗净，用清水浸泡约半小时；枸杞叶、菊花洗净。然后将绿豆放入锅内，加清水适量，武火煮沸后，文火煮至绿豆烂，加入菊花、枸杞叶再煮 10 ～ 20 分钟即可。

【用法】 随量饮用。

【功效】 疏散风邪，清热止痛。适用于外感风热型产后发热。

◎ 乌豆益母草汤

【材料】 乌豆（黑豆）50 克，益母草 30 克，泽兰叶（干品）10 克，红糖适量。

【制法】 将益母草和泽兰洗净，放入瓦煲中加水 500 ～ 800 毫升，煎沸 30 分钟以上，去渣取汤，乌豆淘洗干净，倒入药汁中，继续煎煮至乌豆熟烂，调入红糖即可。

【用法】 食乌豆，饮汤。

【功效】 活血祛瘀。适用于血瘀型产后发热。

◎ 生地乌鸡汤

【材料】 乌骨鸡（约 1500 克）1 只，大生地黄 120 克，饴糖 120 克。

【制法】 将乌骨鸡去毛和内脏，洗净，大生地黄洗净后切片，与饴糖搅匀后，放入鸡肚内，缝好。把鸡放入瓦钵内，再将瓦钵放入铜锅中，隔水蒸熟烂。

【用法】 佐餐食用。

【功效】 补血养肝。适用于血虚型产后发热。

◎ 马鞭草苋菜汤

【材料】　干马鞭草 60 克，干苋菜 60 克。

【制法】　上药加适量水煎煮，调入红糖适量调味。

【用法】　顿服。

【功效】　清热解毒，凉血化瘀。适用于感染邪毒型产后发热。

◎ 马齿苋汤

【材料】　马齿苋 120 克。

【制法】　将马齿苋放入锅内，蒸熟后加水煎煮。

【用法】　连汤带马齿苋同服。

【功效】　清热解毒，凉血化瘀。适用于感染邪毒型产后发热。

保健菜肴

◎ 桃仁莲藕炖猪骨

【材料】　桃仁 10 克，莲藕 250 克，猪骨 500 克。

【制法】　桃仁去皮，莲藕洗净、切片，猪骨洗净切块，共放煲内，加水 500 毫升煮汤，先大火煲开，再小火慢熬 1 ～ 2 小时。

【用法】　佐餐食用。每日 1 次，可连服 3 ～ 7 日。

【功效】　活血化瘀，补血。适用于血虚、血瘀型产后发热。

◎ 益母草茶叶蛋

【材料】　茶叶 5 克，益母草 60 克，鸡蛋 10 枚，精盐适量，黄酒适量，大茴香适量。

【制法】　将鸡蛋洗净后与茶叶、益母草、黄酒、大茴香一起同置锅中煎煮；待鸡蛋刚熟时，用勺子将蛋壳轻轻敲破，然后再小火慢煮 2 小时，以使汁液入味。

【用法】　吃蛋，每日 2 ～ 3 个。

【功效】　益气补血，活血化瘀。适用于血虚、血瘀型产后发热。

◎ 毛冬青煲猪脚

【材料】 毛冬青 100 ~ 150 克，猪脚 2 只（重约 300 克），精盐适量。

【制法】 毛冬青洗净；猪脚去毛、蹄甲，洗净，斩块，在热水中煮 10 分钟，捞起。将上料一起放入砂锅，加水 6 碗，大火煮沸后，改用小火慢煲 1 ~ 2 小时，猪脚煮烂后，加精盐调味即可。

【用法】 食肉饮汤。每日分 2 ~ 3 次服，20 日为一疗程，每个疗程可间隔 5 ~ 7 日。

【功效】 清热活血，舒筋活络。适用于外感风热型产后发热。

◎ 归芪蒸鸡

【材料】 嫩母鸡 1 只（重约 1500 克），炙黄芪 100 克，当归 20 克，葱段、生姜片、鲜汤、黄酒、精盐、味精、胡椒粉各适量。

【制法】 将鸡清理干净，于沸水内烫一下捞出，放凉水内洗净，沥水；当归洗净，切成小块，同黄芪一起装入鸡腹内，置盆中（腹部向上），摆上葱段、生姜片，加鲜汤、黄酒、胡椒粉，用湿棉纸封盆口后，上笼蒸约 2 小时取出，去纸、葱、生姜，加精盐、味精调味。

【用法】 佐餐食用。

【功效】 补气生血，适用于血虚型产后发热。

◎ 归参鳝鱼

【材料】 当归 15 克，葱白 15 克，潞党参 20 克，鳝鱼 500 克，料酒 30 克，大蒜 10 克，食盐 3 克，酱油适量。

【制法】 将鳝鱼剖开背脊后，去头、尾及内脏，切丝备用，再将当归、潞党参装入纱布袋内，扎紧口备用。然后把鳝鱼丝和药袋共置锅内，加水适量，放入调料。先武火煮沸，撇去浮沫，再用文火煎熬 1 小时以上，捞出药袋不用。

【用法】 食肉饮汤。

【功效】 补气养血。适用于血虚型产后发热。

熏洗法

◎ 法 1

【组方】 老茅草叶、石菖蒲、陈艾各适量。

【用法】 将上药放入锅中,加入清水适量,浸泡 5 ~ 10 分钟后,水煎取汁,放入浴盆中,待温度适宜时再洗浴双足,并用毛巾蘸药液淋洗至膝关节上下。每次 1 剂,每日 2 ~ 3 次,每次 10 ~ 30 分钟,连续 2 ~ 3 天。

◎ 法 2

【组方】 荆芥、防风、苏叶、陈艾、葱白、生姜各适量。

【用法】 将上药择净,放入药罐中,加入清水适量,浸泡 5 ~ 10 分钟后,水煎取汁,放入浴盆中,待温度适宜时再洗浴双足,并用毛巾蘸药液淋洗至膝关节上下。每次 1 剂,每日 2 ~ 3 次,每次 10 ~ 30 分钟,连续 2 ~ 3 天。

按摩法

◎ 法 1

【操作方法】 产妇坐位,医者一手握产妇手腕,另一手施用揉拿手三阳法,点按大椎、曲池、合谷、劳宫。嘱产妇仰卧位,施用提拿足三阳法,点按阳陵泉、委中、行间等穴。

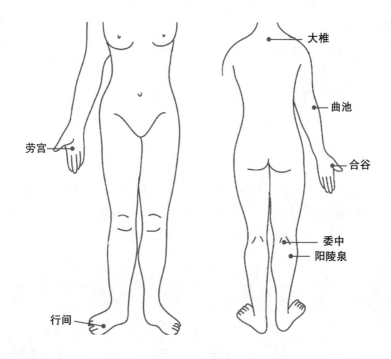

【法2】

【操作方法】 产妇仰卧位，医者以双手掌置于小腹，点按中极、气海穴，施以提拿足三阴法，点按地机、血海、三阴交等穴。

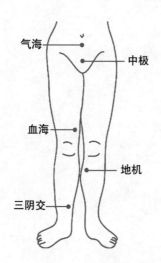

敷贴法

【组方】 青蒿 50 克，燕子泥 50 克，石膏 50 克，滑石 30 克，野菊花 20 克，茶叶 20 克，冰片 20 克。

【用法】 将上述材料共研细末，加甘油与蛋白适量调浆，外敷脐部。

灌肠法

【组方】 丹参 30 克，鸡血藤 30 克，红藤 30 克，金银花 30 克，败酱草 30 克，桃仁 20 克，红花 20 克，三棱 20 克，莪术 20 克。

【用法】 将上药加水 1000 毫升，浓煎到 200 毫升，保留灌肠，每日 1 次。

八
....

产后血晕

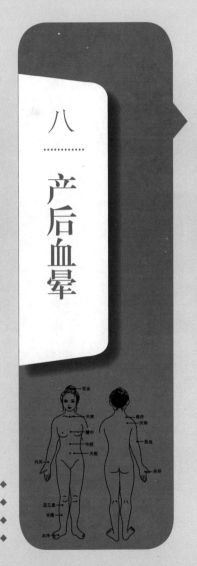

病因
症状
预防
调养

分娩后，产妇突然头晕眼花，不能起坐或泛恶欲吐，甚至昏厥，不省人事，称为产后血晕。本病是产后重症之一，若不及时抢救，常因气血虚衰而导致严重后果。

病　因

产后血晕多因产时失血过多，以致营阴下夺，气随血脱引起的；亦可由于产时感寒，血为寒凝，瘀滞不前，以致血瘀气逆，并走于上，扰乱心神，而致血晕。对产后血晕的治疗，须先行抗休克治疗，待病情稳定后再根据病症分型治疗。

症　状

本病可以分成2种类型，症状如下：

（1）**血虚气脱**　产后失血较多，质稀，眩晕，心悸，烦闷不适，昏不知人，手撒肢冷，冷汗淋漓，面色苍白，舌淡无苔，脉微欲绝。

（2）**血瘀气闭**　产后恶露不下或量少，少腹阵痛拒按，心下急满，神昏口噤，牙关紧闭，双手握拳，面色紫黯，舌黯苔少，脉涩。

预　防

（1）产后密切观察阴道出血情况，若出血过多，可采用输血治疗。

（2）注意保暖，保持外阴部的清洁卫生。

（3）居处环境适宜，居室整洁，通风良好。

（4）若产妇出现面色苍白、出冷汗，可立即饮开水或红糖水。

（5）消除紧张情绪，保持心情舒畅，切忌大喜大怒，以防扰动气血而致产后血晕。

调 养

中药方剂

◎ 独参汤

【材料】 人参 15～30 克。

【制法】 上药加适量水煎煮，连煎 2 次，去渣取汁，将 2 次药汁合并。

【用法】 每日 1 剂。早、晚各 1 次，温热口服。

【功效】 益气固脱。适用于血虚气脱型产后血晕。

◎ 黄芪饮

【材料】 黄芪 90 克，黄酒 50 毫升，醋 50 毫升。

【制法】 将黄芪放入砂锅中，加入黄酒与醋，及适量清水同煮，去渣取汁。

【用法】 每日 1 剂。早、晚各 1 次，温热口服。

【功效】 益气固脱。适用于血虚气脱型产后血晕。

◎ 生脉保元汤

【材料】 太子参 15 克，黄芪 15 克，炒白芍 15 克，麦冬 10 克，五味子 10 克，甘草 10 克，肉桂 2 克。

【制法】 上药加适量水煎煮，连煎 2 次，去渣取汁，将 2 次药汁合并。

【用法】 每日 1 剂。早、晚各 1 次，温热口服。7 日为 1 个疗程。

【功效】 补阴敛阳，益气生津。适用于血虚气脱型产后血晕。

◎ 山栀益母膏

【材料】 生山栀子 50 克，益母草 50 克，红糖 100 克。

【制法】 将山栀子去核切片，和益母草一同煎煮，连煎 2 次，煎取药汁 500 毫升，再加入红糖搅匀，浓缩收膏备用。

【用法】 每服 20 毫升，每日 2 次。

【功效】 活血化瘀。适用于血瘀气闭型产后血晕。

◎ 当归黑豆汤

【材料】 当归 15 克，赤芍 15 克，熟地黄 15 克，蒲黄 15 克，干漆 5 克，大黄 5 克，桂心 10 克，甘草 10 克，黑豆（去皮）25 克。

【制法】 上药加适量水煎煮，连煎 2 次，去渣取汁，将 2 次药汁合并。

【用法】 每日 1 剂，早、晚各 1 次，温热口服。

【功效】 活血化瘀。适用于血瘀气闭型产后血晕。

◎ 五灵脂散

【材料】 五灵脂适量。

【制法】 将上药生、炒各半，研为末备用。

【用法】 每次 10 克，每日 3 次，黄酒冲下。

【功效】 活血化瘀。适用于血瘀气闭型产后血晕。

◎ 黄芪红参汤

【材料】 黄芪 30 克，红参 10 克。

【制法】 上药加适量水煎煮，去渣取汁。

【用法】 每日 1 剂，早、晚各 1 次，温热口服。

【功效】 益气固脱。适用于血虚气脱型产后血晕。

◎ 产后血晕方

【材料】 当归身 10 克，阿胶珠 10 克，炒五灵脂 10 克，炒蒲黄 10 克，槟榔 10 克，生黄芪 30 克，潞党参 20 克，金樱子 60 克，砂仁 3

克，琥珀末（包煎）6 克。

【制法】 上药加适量水煎煮，连煎 2 次，去渣取汁，将 2 次药汁合并。

【用法】 每日 1 剂。早、晚各 1 次，温热口服。

【功效】 行气补血祛瘀。适用于产后气血亏虚兼血瘀引起的血晕。

药茶

◎ 生脉茶

【材料】 人参 10 克，麦冬 10 克，五味子 6 克，红糖适量。

【制法】 将人参切薄片，与麦冬、五味子、红糖同煮 30 分钟，取汁去渣。

【用法】 1 次或分 2 次服。

【功效】 益气敛阴，生脉固脱。适用于血虚气脱型产后血晕。

◎ 黑神茶

【材料】 黑豆 60 克，熟地黄 15 克，肉桂 3 克，当归 12 克，炮生姜 12 克，炙甘草 12 克，赤芍 12 克，蒲黄 12 克，红糖 60 克。

【制法】 将蒲黄用白布袋装好扎紧，与余药同放入砂锅内，加适量水煎煮，取汁去渣。

【用法】 每日 1 剂，代茶饮。

【功效】 活血化瘀。适用于血瘀气闭型产后血晕。

◎ 佛手元胡山楂茶

【材料】 佛手 6 克，延胡索 6 克，山楂 10 克。

【制法】 将上 3 味药水煎，取汁。

【用法】 每日 1 剂，代茶饮。

【功效】 行血逐瘀。适用于血瘀气闭型产后血晕。

◎ 丹参糖茶

【材料】 丹参 60 克，益母草 60 克，红糖适量。

【制法】 将上述材料放入砂锅中同煮，取汁去渣。

【用法】 每日1剂，代茶饮。

【功效】 活血化瘀。适用于血瘀气闭型产后血晕。

◎ 五味子参枣茶

【材料】 五味子30克，人参9克，大枣10枚，红糖适量。

【制法】 将前3味药加水煎，取药汁加红糖适量。

【用法】 每日1剂，代茶饮。

【功效】 益气固脱。适用于血虚气脱型产后血晕。

◎ 桂圆大枣茶

【材料】 干桂圆5枚，大枣10枚。

【制法】 将干桂圆去皮，和洗净的大枣一同放入杯中，用沸水浸泡约30分钟，即可饮用。

【用法】 代茶常饮。

【功效】 补益气血。适用于血虚气脱型产后血晕。

◎ 当归大枣茶

【材料】 当归15克，大枣5枚，红糖适量。

【制法】 将当归、大枣洗净，放入杯中，用沸水浸泡约30分钟，调入红糖调匀，即可饮用。

【用法】 代茶常饮。

【功效】 补益气血，温通经脉。适用于血虚气脱型产后血晕。

药粥

◎ 莲子粉粥

【材料】 莲子适量，粳米30克，红糖适量。

【制法】 将莲子研细末，每次取15克，与粳米一同煮粥，熟时调入适量红糖即成。

【用法】 每日早、晚各 1 次。

【功效】 益气固脱。适用于血虚气脱型产后血晕。

◎ 山楂桃仁粥

【材料】 山楂 20 克，桃仁 15 克，粳米 100 克，白糖适量。

【制法】 将山楂、桃仁洗净切片，和淘洗干净的粳米一同放入锅中，加适量水。用中火熬煮约 45 分钟，至粥熟，加入白糖即可食用。

【用法】 早、晚分食。

【功效】 活血祛瘀。适用于血瘀气闭型产后血晕。

◎ 黄芪粥

【材料】 黄芪 20 克，粳米 50 克，红糖适量。

【制法】 将黄芪放入砂锅中，加水 200 毫升，煎至 100 毫升，去渣留汁。粳米煮粥，熟后加入药汁和适量红糖，再稍炖即成。

【用法】 每日早、晚各服 1 次。

【功效】 益气固脱。适用于血虚气脱型产后血晕。

◎ 山药大枣粥

【材料】 山药 30 克，大枣 10 枚，粳米 100 克，白糖适量。

【制法】 将山药洗净切片，和淘洗干净的粳米一同放入锅中，加适量水。用中火煎煮约 45 分钟，至粥熟，加入适量白糖调匀，即可食用。

【用法】 早、晚分食。

【功效】 补益气血。用于血虚气脱型产后血晕。

◎ 丝瓜杏仁瘦肉粥

【材料】 丝瓜 30 克，杏仁 10 克，猪瘦肉 50 克，粳米 100 克，精盐、味精适量。

【制法】 将丝瓜、杏仁、猪瘦肉洗净切片，和淘洗干净的粳米一同放入锅中，加适量水。用大火煮沸后，再用中火熬煮约30分钟。至粥熟，加入适量精盐、味精即可食用。

【用法】 早、晚分食。

【功效】 活血祛瘀。适用于血瘀气闭型产后血晕。

◎ 人参乳鸽粥

【材料】 人参10克，乳鸽50克，粳米100克，精盐、味精适量。

【制法】 将人参、乳鸽洗净切片，和淘洗干净的粳米一同放入锅中，加适量水。大火煮沸后，用中火熬煮约30分钟。至粥熟，加入精盐、味精即可食用。

【用法】 早、晚分食。

【功效】 活血祛寒，温通经脉。适用于血瘀气闭型产后血晕。

药汤

◎ 桂圆枣仁芡实汤

【材料】 桂圆肉10克，芡实12克，炒枣仁10克，猪瘦肉100克。

【制法】 以上4味一同放入砂锅中，加水适量，小火炖汤，吃肉饮汤。

【用法】 每日1剂，连服5天。

【功效】 补益气血。适用于血虚气脱型产后血晕。

◎ 黑豆苏木汤

【材料】 黑豆50克，苏木12克，红糖适量。

【制法】 将黑豆洗净打碎，苏木劈细，同置砂锅中，煮至豆熟，去渣留汁，加红糖稍煮即成。

【用法】 温热食用，每日1～2次。

【功效】 活血化瘀。适用于血瘀气闭型产后血晕。

◎ 参麦汤

【材料】 人参 10 克，麦冬 10 克，红糖适量。

【制法】 人参切薄片，和麦冬、红糖同煮 30 分钟，去渣取汁。

【用法】 每日 1 剂，分 2 次服。

【功效】 益气敛阴，生脉固脱。适用于血虚气脱型产后血晕。

◎ 八珍汤

【材料】 羊肉 500 ~ 1000 克，鲜藕 2350 克，山药 50 ~ 100 克，黄芪 15 克，黄酒适量，高曲适量，酒糟适量，韭菜末适量，精盐适量。

【制法】 将高曲、酒糟、黄芪同煮 30 分钟取汁；羊肉、藕、山药洗净切块，同入锅内，加黄酒、煎汁，同煮至肉熟，吃时加精盐适量，撒上韭菜末。

【用法】 吃肉、藕和山药，饮汤。

【功效】 补益气血。适用于血虚气脱型产后血晕。

◎ 当归羊肉芪姜汤

【材料】 羊肉 500 克，当归 60 克，生姜 30 克，黄芪 30 克，大枣 10 枚。

【制法】 羊肉洗净后切片，与当归、生姜、黄芪、大枣一同放入砂锅中，加水适量，小火炖汤。

【用法】 吃肉饮汤。

【功效】 行血逐瘀。适用于血瘀气闭型产后血晕。

药酒

◎ 刘寄奴酒

【材料】 刘寄奴 10 克，甘草 10 克，黄酒 100 毫升。

【制法】 将前2味药共捣碎细，先加水200毫升煎至100毫升，再入黄酒100毫升，煎至100毫升，去渣即成。

【用法】 口服，以上药酒分2次，1日内服完。

【功效】 破血通经，散瘀止痛。适用于血瘀气闭型产后血晕。

◎ 归羽酒

【材料】 当归40克，鬼箭羽30克，白酒600毫升。

【制法】 将上药捣碎，装入纱袋内，扎紧口，再将白酒倒入瓷器内，放入药袋，文火煮数百沸后取下，待冷却至室温，加盖密封，置阴凉处，经3天后开封，去掉药袋，滤去药渣即成。

【用法】 口服，每次20毫升，早、晚各1次，空腹温服。

【功效】 补血和血，祛瘀止痛。适用于血瘀气闭型产后血晕。

保健菜肴

◎ 黄芪炖乌鸡

【材料】 乌骨鸡1只（重约1000克），黄芪50克，精盐适量。

【制法】 将乌骨鸡去毛及内脏，留肝肾，洗净；将黄芪洗净，切片，放鸡腹内，加水适量，隔水蒸烂，加盐调味。

【用法】 佐餐食用。

【功效】 益气养血，滋补肝肾。适用于血虚气脱型产后血晕。

◎ 百合粳米鸡

【材料】 母鸡1只，百合60克，粳米60克。

【制法】 将鸡去毛与内脏；粳米、百合洗净后放入鸡腹中，缝合；加生姜、椒、精盐、酱油适量，用水煮熟。

【用法】 开腹取百合、粳米做饭，并饮汤吃肉。

【功效】 补气养血，健脾养心。适用于血虚气脱型产后血晕。

熏鼻法

◎ 法 1

【用法】 将铁器烧红，淬醋中，用它熏鼻，促苏醒。

◎ 法 2

【用法】 韭菜切细入瓶中，注入热醋，熏鼻。

◎ 法 3

【用法】 氨溶液熏鼻，促其苏醒。

敷 贴 法

◎ 足敷法 1

【组方】 红花 10 克，川芎 10 克，丹参 15 克，食醋适量。

【用法】 将红花、川芎、丹参研成细末，用食醋调成糊状，睡前敷在双足涌泉穴，用纱布与胶布固定，次日晨起时去掉。

◎ 足敷法 2

【组方】 当归 15 克，黄芪 10 克，何首乌 10 克，食醋适量。

【用法】 将当归、黄芪、何首乌研成细末，用食醋调成糊状，睡前敷在双足涌泉穴，用纱布和胶布固定，次日晨起时去掉。

◎ 外敷法

【组方】 人参 9 克，当归 9 克，血竭 0.5 克。

【用法】 将人参、当归研为细末，黄酒调成糊状备用，血竭研为极细末，先将血竭填入脐孔，然后将药糊覆盖于血竭上，外盖纱布。

九

产后头痛

百会
天突
膻中
中脘
天枢
内关
肩井
天宗
曲池
合谷
足三里
丰隆
太冲

产后失血过多，气血不足，血不养脑；或体虚受寒，寒邪客脑；或瘀血入络，阻滞脑络而致头痛的，称为产后头痛。西医认为很可能是因激素分泌水平的改变而引起的。如果在分娩时采用了硬膜外腔分娩镇痛或脊椎穿刺，也会引起剧烈头痛。

病 因

产后失血过多，气血不足，血不养脑；或体虚受寒，寒邪侵脑；或瘀血入络，阻滞脑络而致。

症 状

本病可以分为3种类型，症状如下：

（1）**血虚** 产后失血过多，头晕目眩，面色萎黄，心悸乏力。舌淡，苔薄，脉细弱。

（2）**血瘀** 产后头痛如劈，或刺痛难忍，恶露下行不畅，小腹胀痛拒按。苔薄，舌质紫黯，脉弦涩。

（3）**寒邪** 产后头额冷痛，热敷可减痛，恶露量少，色黯紫。舌苔薄白，脉弦涩。

预 防

（1）为防止本病发生，产时需尽量缩短产程，提高分娩技术，防止分娩中失血过多。

（2）产后注意保暖，避风寒，以免受邪。

（3）产后要注意起居调摄，愉悦心情，保持气血流畅。

调 养

中药方剂

◎ 人参养荣汤加减

【材料】 党参 12 克，黄芪 12 克，白术 10 克，茯苓 15 克，甘草 5 克，当归 15 克，炒白芍 12 克，熟地黄 15 克，肉桂 3 克，五味子 10 克，远志 10 克，陈皮 6 克，川芎 6 克，白芷 10 克。

头项牵痛者：加葛根 10 克、钩藤 10 克。

【制法】 上药加适量水煎煮，连煎 2 次，去渣取汁，将 2 次药汁合并。

【用法】 每日 1 剂。早、晚各 1 次，温热口服。

【功效】 益气养血补脑。适用于血虚型产后头痛。

◎ 通窍汤

【材料】 当归 10 克，川芎 6 克，桃仁 10 克，炮姜 5 克，益母草 30 克，地龙 12 克，僵蚕 12 克，白芷 10 克，钩藤 10 克，三棱 10 克，牛膝 10 克，山羊角 15 克。

【制法】 上药加适量水煎煮，连煎 2 次，去渣取汁，将 2 次药汁合并。

【用法】 每日 1 剂。早、晚各 1 次，温热口服。

【功效】 活血通窍。适用于血瘀型产后头痛。

◎ 桂枝四物汤

【材料】 当归 10 克，川芎 15 克，赤芍 10 克，熟地黄 15 克，桂枝 10 克，白芷 10 克，菖蒲 10 克，细辛 6 克，蔓荆子 10 克，炙甘草 3 克，益母草 15 克。

【制法】 上药加适量水煎煮，连煎 2 次，去渣取汁，将 2 次药汁合并。

【用法】 每日 1 剂。早、晚各 1 次，温热口服。

【功效】 温经散寒止痛。适用于寒邪型产后头痛。

药茶

◎ 川芎荆芥茶

【材料】 川芎 9 克，荆芥 10 克，防风 10 克，白芷 10 克，蔓荆子 10 克，藁本 10 克，羌活 8 克。

【制法】 水煎取汁。

【用法】 代茶饮，每日 1 剂。

【功效】 疏风散寒。适用于寒邪型产后头痛。

◎ 芪参白芍茶

【材料】 炙黄芪 20 克，党参 15 克，白芍 15 克，蔓荆子 10 克，升麻 2 克。

【制法】 水煎取汁。

【用法】 代茶饮，每日 1 剂。

【功效】 补血益气。适用于血虚型产后头痛。

◎ 当归薄荷绿豆茶

【材料】 茶叶 3 克，绿豆 30 克（捣碎），当归 15 克，薄荷 3 克（后下）。

【制法】 水煎取汁。

【用法】 代茶饮，每日 2 次。

【功效】 清热养血，行气止痛。适用于血瘀型产后头痛。

◎ 川芎白芷茶

【材料】 川芎 12 克，白芷 10 克。

【制法】 水煎取汁。

【用法】 代茶饮，每日 1 剂。

【功效】 疏风散寒。适用于寒邪型产后头痛。

药粥

◎ 山甲芎归羊肉汤

【材料】 穿山甲 50 克，川芎 6 克，当归 9 克，羊瘦肉 100 克。

【制法】 将前 3 味药用纱布包好，与羊肉同放锅内，炖 2 ～ 3 小时。

【用法】 喝汤吃肉，连服 5 ～ 6 日。

【功效】 活血化瘀。适用于血瘀型产后头痛。

保健菜肴

◎ 川芎蛋

【材料】 川芎 6 ～ 9 克，鸡蛋 2 枚，大葱 5 根。

【制法】 上述材料加水煎煮，鸡蛋熟后去壳，再煮片刻。

【用法】 吃蛋喝汤。每日 1 次，连服数日。

【功效】 祛风散寒。适用于寒邪型产后头痛。

◎ 黄芪当归炖母鸡

【材料】 黄芪 100 克，当归 50 克，母鸡 1 只，配料适量。

【制法】 母鸡去内脏，洗净切块，黄芪、当归放入鸡腹内，置于炖盅中，加入适量配料及水，放锅内隔水用大火烧沸，转用小火炖熟透。

【用法】 分次吃肉喝汤。

【功效】 补血益气。适用于血虚型产后头痛。

◎ 黄精蒸鸡

【材料】 黄精 30 克，党参 30 克，淮山药 30 克，仔母鸡 1 只（约

500 克），姜、葱、盐各适量。

【制法】 将仔母鸡剁成 3 厘米左右的块，放入沸水锅内烫 3 分钟捞出，清洗血沫，装入锅中，加入姜、葱、盐等调料，再放入洗净切好的黄精、党参、淮山药，上笼蒸 3 小时即可。

【用法】 佐餐食之。

【功效】 益气补虚。适用于血虚型产后头痛。

◎ 姜葱炒螃蟹

【材料】 公螃蟹 500 克，干葱头 150 克，姜丝 25 克，猪油 75 克，蒜、料酒、食盐、白糖、酱油、味精、香油、胡椒粉、淀粉各适量。

【制法】 螃蟹洗净切块，将炒锅用武火，下猪油，烧到六成热下葱头，翻炒后，将葱头捞出，在锅内略留底油，武火爆炒姜丝、蒜泥以及炸过的葱头，下蟹块炒匀，炝料酒，加水、食盐、白糖、酱油、味精，加盖略烧，等到锅内水分将干时，下猪油 10 克和香油、胡椒粉等炒匀，用湿淀粉勾芡即成。

【用法】 佐餐食用。

【功效】 活血化瘀，滋阴清热。适用于血瘀型产后头痛。

◎ 橘红糕

【材料】 橘红 10 克，米粉 500 克，白糖 200 克。

【制法】 橘红研细末，与白糖拌匀为馅；米粉用水适量湿润，以橘红为馅做成糕，放蒸锅屉布上蒸熟，冷后压实，切成夹方块米糕。

【用法】 可作点心服用。

【功效】 燥湿化痰，理气健脾。适用于寒邪型产后头痛。

◎ 天麻鲤鱼头

【材料】 天麻 25 克，川芎 10 克，茯苓 10 克，鲜鲤鱼 1 尾（约1000 克），二次米泔水适量，米饭适量，姜、葱、精盐、味精各适量。

【制法】 将川芎、茯苓切片，和天麻一同放入二次米泔水中，浸泡4～6小时，捞出天麻，放在米饭上蒸透，切片，再将天麻片和川芎、茯苓一起放入洗净的鱼腹中，置盆内，加姜、葱蒸30分钟，按照常规制作调味羹汤，浇在鱼上即成。

【用法】 佐餐食用。

【功效】 平肝宁神，活血止痛。适用于血瘀型产后头痛。

熏洗法

【组方】 千年健6克，透骨草6克，追地风6克，一枝蒿6克。

【用法】 取上药用纱布包好，水熬数沸，放温后洗头。

敷 贴 法

◎ 外敷法

【组方】 荞麦面适量，陈醋适量。

【用法】 取荞麦面、陈醋调成膏，烘热，敷于太阳穴。

◎ 熨敷法

【组方】 生姜1块。

【用法】 置火内煨热，切成4片，分贴前额和太阳穴，以手帕束之，凉则更换，每次15～20分钟，每日2次，3～5日为一疗程。

药 枕 法

◎ 法1

【组方】 草决明子1200克。

【用法】 将草决明子烘干，研成粗末，装入枕芯，做成枕头使用。

◎ 法2

【组方】 晚蚕砂 1200 克。

【用法】 将晚蚕砂烘干，研成粗末，装入枕芯，做成枕头使用。

◎ 法3

【组方】 吴茱萸叶 2000 克。

【用法】 将吴茱萸叶细锉，酒拌，蒸热，装入枕芯，做成枕头使用。

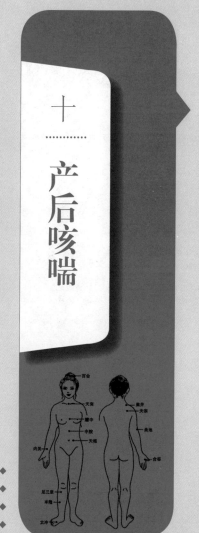

十

产后咳喘

产褥期内，产妇因起居不慎，或因瘀血上犯，或产时耗血等因素导致咳喘的，称为产后咳喘。

病　因

（1）风寒犯肺　产后气虚，卫阳不固，皮毛不充，腠理失密，风寒外邪乘虚侵袭于肺，肺失宣降，发为咳喘。

（2）瘀血犯肺　产后瘀血停滞，上犯于肺，肺气失于宣降，发为咳喘。

（3）阴虚肺燥　产时失血过多，耗气伤阴，阴虚生热，上灼肺络，而致咳嗽。

（4）气虚　多因产时失血过多，营血突然暴脱，以致营阴不能为卫阳内守，故致孤阳上越，气脱作喘。

症　状

本病可以分成4种类型，症状如下：

（1）风寒　新产后咳喘痰多，色白黏稠，恶寒发热，鼻流涕。苔薄白，舌淡红，脉浮滑。

（2）血瘀　新产后咳喘气急，痰少黏稠，胸膈胀闷。苔薄白，舌质黯红，脉弦滑。

（3）肺燥　新产后干咳少痰或无痰，咽干，伴有午后潮热，颧赤。舌红少津无苔，脉细数。

（4）**气虚**　新产后气喘，急促不安，汗出不止。苔薄白，舌淡红，脉虚浮无根（此型多有产后大出血病史，诊断时须了解出血是否已止）。

预　防

（1）若是气候急剧变化的季节，应随时增减衣服。
（2）饮食要清淡，忌烟酒及虾蟹之类的食物。
（3）适当增加体育锻炼，提高机体抵抗力，增强免疫功能。

调　养

中药方剂

◎ 沙参麦冬汤加减

【材料】　沙参 12 克，麦冬 12 克，玉竹 6 克，生甘草 3 克，桑叶 5 克，生扁豆 6 克，天花粉 5 克，益母草 12 克，阿胶 9 克（烊冲），五味子 5 克。

下腹胀痛者：加川楝子 10 克，延胡索 12 克，蒲公英 15 克，炮姜 6 克。午后潮热者：加地骨皮 9 克，银柴胡 9 克。大便干结者：加光杏仁 9 克，桃仁 9 克。尿少色赤者：加鲜生地黄 15 克，泽泻 9 克，鲜石斛 12 克，太子参 15 克。

【制法】　上药加适量水煎煮，连煎 2 次，去渣取汁，将 2 次药汁合并。

【用法】　每日 1 剂。早、晚各 1 次，温热口服。

【功效】　滋阴清肺止咳。适用于肺燥型产后咳喘。

◎ 参苏饮加减

【材料】　党参 9 克，葛根 10 克，前胡 10 克，制半夏 10 克，茯苓 12 克，旋覆花 10 克，紫苏叶 9 克，枳壳 9 克，陈皮 6 克，桔梗 9 克，炙甘草 5 克，生姜 4 片，大枣 5 枚。

有恶寒发热，无汗，咳喘，吐清稀痰涎，头身疼痛呕吐，口渴喜热饮等症状者：加麻黄9克，芍药9克，细辛3克，桂枝6克，五味子3克，去苏叶、葛根。恶露下行不畅伴腹痛者：加服益母膏2~3匙，红糖冲服。恶寒无汗者：加麻黄9克，光杏仁9克，桂枝6克，白芍9克，去葛根、苏叶。

【制法】 上药加适量水煎煮，连煎 2 次，去渣取汁，将 2 次药汁合并。

【用法】 每日 1 剂。早、晚各 1 次，温热口服。

【功效】 疏风散寒，宣肺平喘。适用于风寒型产后咳喘。

◎ 生化汤加减

【材料】 当归9克，川芎9克，红花6克，桃仁10克，杏仁10克，象贝母10克，炙甘草5克，延胡索10克。

恶器量少，下行不畅，下腹胀痛，舌质紫黯者：加生蒲黄15克（包煎），赤石脂12克，川牛膝10克，益母草30克，木香9克。咳喘气急者：加苏子梗（各）9克，炙枇杷叶9克（包煎），郁金9克，葶苈子12克，乌药9克，炮姜6克。下腹胀痛者：加失笑散12克（包煎）。

【制法】 上药加适量水煎煮，连煎 2 次，去渣取汁，将 2 次药汁合并。

【用法】 每日 1 剂。早、晚各 1 次，温热口服。

【功效】 化瘀止咳平喘。适用于血瘀型产后咳喘。

药茶

◎ 双仁生姜茶

【材料】 杏仁 15 克，桃仁 12 克，生姜 12 克，红糖适量。

【制法】 将上 3 味捣烂，加入适量红糖，放入锅内炖烂。

【用法】 每日 1 次，温服。

【功效】 化瘀活血，宣肺止咳。适用于血瘀型产后咳喘。

◎ 苏子人参茶

【材料】 苏子 15 ~ 20 克，人参 9 克。

【制法】 苏子水煎，取汁 1 碗，人参另炖，二者混合。

【用法】 代茶饮，顿服。

【功效】 益气，止咳。适用于气虚型产后咳喘。

◎ 核桃人参茶

【材料】 核桃肉 6 克，人参 6 克。

【制法】 水煎取汁。

【用法】 代茶饮，顿服。

【功效】 益气，平喘。适用于气虚型产后咳喘。

◎ 当归川芎红花茶

【材料】 当归 8 克，川芎 6 克，红花 6 克，桃仁 10 克，杏仁 10 克，延胡索 10 克，川贝 4 克。

【制法】 水煎取汁。

【用法】 代茶饮，早、晚 2 次分服，每日 1 剂。

【功效】 化瘀止咳。适用于血瘀型产后咳喘。

◎ 百部桔梗茶

【材料】 百部根 6 克，桔梗 6 克，桑白皮 12 克，干百合 8 克，赤茯苓 8 克。

【制法】 水煎取汁。

【用法】 代茶饮，每日 1 剂。

【功效】 滋阴清肺。适用于肺燥型产后咳喘。

◎ 杏橘生姜茶

【材料】 红茶叶 2 克，橘皮 2 克，生姜 3 片，杏仁（打碎）3 克，红糖适量。

【制法】 将上述材料同放入茶杯中，以沸水冲泡 10 分钟即可。

【用法】 代茶饮用。

【功效】 散寒止咳。适用于风寒型产后咳喘。

药粥

◎ 二仁粳米粥

【材料】 桃仁 15 克，杏仁 9 克，粳米 100 克。

【制法】 将桃仁、杏仁去皮、尖，用水研汁。汁与淘洗净的粳米一并放入锅中，加水适量，同煮成粥。

【用法】 早、晚餐温热食用。

【功效】 活血化瘀，宣肺止咳。适用于血瘀型产后咳喘。

◎ 麦贝粥

【材料】 麦冬 15 克，川贝粉 10 克，粳米 50 克，冰糖适量。

【制法】 将麦冬洗净，加水煎煮，取汁去渣，放入粳米、冰糖煮粥，待米汤未稠时，调入贝母粉，改小火稍煮片刻，粥稠时即成。

【用法】 早、晚餐温热食用。

【功效】 滋阴清肺，化痰止咳。适用于阴虚肺燥型产后咳喘。

◎ 二母粥

【材料】 知母 3 克，贝母 3 克，茯苓 3 克，党参 3 克，桃仁 3 克，粳米 50 克，红糖适量。

【制法】 将前 5 味中药水煎，取汁去渣，加入洗净的粳米煮粥，粥成后调入红糖。

【用法】 早、晚餐温热食用。

【功效】 理气活血，宣肺止咳。适用于血瘀肺燥型产后咳喘。

◎ 百合杏仁粥

【材料】 鲜百合 50 克，杏仁 10 克，粳米 50 克，白糖适量。

【制法】 将杏仁去皮、尖，打碎，同鲜百合、粳米共煮为稀粥，加白糖调味。

【用法】 早、晚餐温热食用。

【功效】 润肺止咳，清心安神。适用于肺燥型产后咳喘。

◎ 沙参玉竹粥

【材料】 沙参 20 克，玉竹 15 克，粳米 100 克，冰糖 20 克。

【制法】 将玉竹、沙参条泡软、洗净，加清水烧沸。再加入淘洗净的粳米，待粳米将熟时，拣出沙参条、玉竹条。加入冰糖，煮至粥稠。

【用法】 早、晚餐温热食用。

【功效】 滋阴润肺，止咳祛痰。适用于肺燥型产后咳喘。

◎ 桔梗益母粥

【材料】 桔梗 10 克，前胡 10 克，山楂 10 克，枳壳 10 克，益母草 15 克，赤芍 6 克，花粉 6 克，陈皮 6 克，延胡索 6 克，牡丹皮 6 克，甘草 6 克，粳米 100 克，红糖适量。

【制法】 将前 11 味中药加水煎煮，取汁去渣，放入洗净的粳米煮成粥，调入红糖适量即可。

【用法】 早、晚餐温热食用。

【功效】 理气活血，宣肺化痰止咳。适用于血瘀肺燥型产后咳喘。

药汤

保健菜肴

◎ 北杏炖雪梨

【材料】 北杏 10 个，雪梨 1 个，白糖 30 ～ 50 克。

【制法】 将北杏、雪梨、白糖同放入炖盅内，加清水半碗，隔水炖1小时。

【用法】 每日2次，食雪梨，饮汤。

【功效】 清热润肺，化痰止咳。适用于肺燥型产后咳喘。

熏洗坐浴法

◎ 法1

【组方】 胡椒7粒，桃仁10粒，杏仁4粒，栀子仁10克。

【用法】 将上药加水，煎取药液1500毫升，当药液温度降至40～50度之间时，将双足放入药液中浸泡。每次30分钟，每日3次。

◎ 法2

【组方】 枇杷叶30克，杏仁30克，紫苏叶30克。

【用法】 将上药放入蒸锅内，加适量水煎煮2次，合并药液，用药液擦浴全身，每次10分钟，每日2次，用药1剂。擦浴时注意保暖。

◎ 法3

【组方】 鱼腥草60克，苏子30克，地龙30克，白芥子20克，莱菔子20克，五味子20克，沉香10克，鸡蛋2枚。

【用法】 将前6味药同鸡蛋一起放入锅内，加水煎煮30分钟，加入沉香，文火稍煎，取蛋食用，滤出药液，温洗双足。每晚1次，8日为1疗程。

◎ 法4

【组方】 鱼腥草100克。

【用法】 将鱼腥草放入蒸锅内煮沸后，按全身汽雾浴法在浴罩内进行。每日2次，每次30分钟。

敷 贴 法

◎ 外敷法 1

【组方】 罂粟壳适量，五倍子适量，陈醋适量。

【用法】 将上药共研细末，用陈醋调膏，贴于脐部。

◎ 外敷法 2

【组方】 党参 100 克，白术 90 克，干姜 60 克，炙甘草 30 克。

【用法】 将上药混合烘干，研末备用。取上药 20 毫克，敷于脐部，使用软纸覆盖，再加棉花，外用胶布固定封好。3 ～ 7 天换药 1 次。

◎ 外敷法 3

【组方】 肉桂 6 克，生姜 6 克，丁香 8 克。

【用法】 上药共研末，取适量温开水调成糊。滴上香油，敷脐。

◎ 外敷法 4

【组方】 肉桂末适量，生姜汁适量。

【用法】 取肉桂末适量，用生姜汁调匀，涂在肺俞穴。

◎ 足敷法

【组方】 大蒜适量，伤湿止痛膏 2 片。

【用法】 大蒜捣烂成泥，放在伤湿止痛膏中心，晚上洗脚后贴在双足涌泉穴，次日晨起揭去，连贴 3 ～ 5 次。

药 枕 法

【组方】 荆芥 1500 克，防风 1500 克，细辛 200 克，川芎 200 克，绿茶 100 克，皂角刺 20 克。

【用法】 将上述材料烘干，共研粗末，混合均匀，纱布包裹成枕芯，令产妇侧卧枕头。

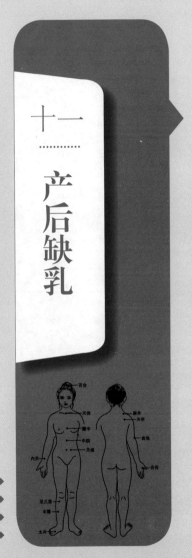

十一
....

产后缺乳

- 病因
- 症状
- 预防
- 调养

产妇在哺乳时乳汁甚少或全无，不足以喂养婴儿者，称为产后缺乳。缺乳的程度和情况各不相同：有的开始哺乳时缺乏，以后稍多但仍不充足；有的全无乳汁，完全不能喂乳；有的本正常哺乳，突然高热或心情过极后，乳汁骤减，不足于喂养婴儿。

病　因

　　本病的发生无外乎虚实两种。虚者，多为身体虚弱，气血生化之源不足；实者，则由肝郁气滞，乳汁运行受阻引起的。西医学认为，乳汁的分泌与乳腺的发育、胎盘功能以及全身状况密切相关。垂体功能低下，或孕期胎盘功能不全，或乳汁开始分泌后精神恐惧、心情抑郁及营养不良等都会影响乳汁分泌。

症　状

　　本病可以分成2种类型，症状如下：

　　（1）气血亏虚　产后乳少，甚或全无，乳汁清稀，乳房柔软，无胀感。伴面色少华，神疲食少。舌淡，少苔，脉虚细。

　　（2）肝郁气滞　产后乳汁甚少或全无，乳汁稠，且乳房胀硬而痛。惰志抑郁不乐，胸胁胀痛，食欲减退，或有微热。舌质黯红或尖边红，苔薄黄，脉弦细或弦数。

预　防

（1）孕期应做好乳头护理。若发现乳头凹陷，要经常把乳头往外拉，并要经常用肥皂擦洗乳头，防治乳头皲裂造成喂养困难。保持乳头清洁，并用温开水清洗乳头。

（2）产后提倡早期哺乳，定时哺乳，促进乳汁的分泌。

（3）注意卧床休息，保证足够的睡眠。

（4）产后七天内，每天按摩乳房两次，每次 15 ～ 20 分钟。

（5）加强产后营养，应多吃富含蛋白质食物和新鲜蔬菜，保证充足的汤水。

（6）产妇宜保持乐观舒畅的心情，避免情绪波动。

调　养

中药方剂

◎ 下乳涌泉散

【材料】　当归 30 克，川芎 30 克，天花粉 30 克，白芍药 30 克，生地黄 30 克，青皮 15 克，漏芦 15 克，桔梗 15 克，川木通 15 克，白芷 15 克，通草 15 克，穿山甲 45 克，王不留行 90 克，甘草 7.5 克，黄酒适量。

【制法】　上药共研细末。

【用法】　日 1 次，用 6 ～ 9 毫升黄酒调服。

【功效】　疏肝解郁，通络下乳。适用于肝郁气滞型产后缺乳。

◎ 通乳丹

【材料】　人参 30 克，生黄芪 30 克，当归 60 克，麦冬 15 克，木通 9 克，桔梗 9 克，猪蹄 2 只（去爪壳）。

【制法】　上药加适量水煎煮，连煎 2 次，去渣取汁，将 2 次药汁合并。

【用法】 每日 1 剂。早、晚各 1 次，温热口服。

【功效】 补气养血通乳。适用于气血亏虚型产后缺乳。

◎ 黄芪当归汤

【材料】 黄芪 30 克，当归 15 克，通草 10 克。

【制法】 上药加适量水煎煮，连煎 2 次，去渣取汁，将 2 次药汁合并。

【用法】 每日 1 剂。早、晚各 1 次，温热口服。

【功效】 补益气血。适用于气血亏虚型产后缺乳。

◎ 催乳方

【材料】 当归 15 克，黄芪 20 克，糖瓜蒌 25 克，炒莴苣子 25 克，炙穿山甲 12 克，王不留行 12 克，路路通 10 克。

【制法】 上药加适量水煎煮，连煎 2 次，去渣取汁，将 2 次药汁合并。

【用法】 每日 1 剂。早、晚各 1 次，温热口服。

【功效】 补气养血通乳。适用于气血亏虚型产后缺乳。

◎ 益气养血催乳汤

【材料】 党参 20 克，当归 20 克，王不留行 20 克，黄芪 30 克，黑芝麻 30 克，川芎 10 克，白芍 10 克，路路通 10 克，炮穿山甲 10 克，漏芦 10 克。

【制法】 上药加适量水煎煮，连煎 2 次，去渣取汁，将 2 次药汁合并。

【用法】 每日 1 剂。早、晚各 1 次，温热口服。

【功效】 补益气血，疏通乳络。适用于气血亏虚型产后缺乳。

◎ 橘叶橘皮汤

【材料】 鲜橘叶 25 克，青橘皮 25 克，鹿角霜 25 克，黄酒适量。

【制法】 上药加适量水煎煮，连煎 2 次，去渣取汁，将 2 次药汁合并，调入黄酒。

【用法】 每日 1 剂，热饮。

【功效】 疏肝通乳。适用于肝郁气滞型产后缺乳。

◎ 生乳汤

【材料】 生黄芪 30 克，王不留行 30 克，当归 15 克，天花粉 15 克，冬虫夏草 15 克，川芎 12 克，桔梗 9 克，甘草 3 克。

【制法】 上药加适量水煎煮，连煎 2 次，去渣取汁，将 2 次药汁合并。

【用法】 每日 1 剂，分 2 ～ 3 次服。

【功效】 益气养血，通络下乳。适用于气血亏虚型产后缺乳。

◎ 解郁下乳汤

【材料】 当归 10 克，川芎 10 克，白芍 10 克，生地黄 10 克，通草 6 克，桔梗 6 克，穿山甲 15 克，王不留行 15 克。

【制法】 上药加适量水煎煮，连煎 2 次，去渣取汁，将 2 次药汁合并。

【用法】 每日 1 剂。早、晚各 1 次，温热口服。

【功效】 疏肝解郁，通络下乳。适用于肝郁气滞型产后缺乳。

药茶

◎ 黑芝麻茶

【材料】 黑芝麻 50 克。

【制法】 将黑芝麻捣碎，加水适量煮汁。

【用法】 代茶饮。每日 2 ～ 3 次。

【功效】 补肝肾，润五脏。适用于肝郁气滞型产后缺乳。

◎ 穿山甲红花茶

【材料】 炙穿山甲 30 克，红花 6 克，红糖适量。

【制法】 将穿山甲加水熬煮 60 分钟，取汁。红花洗净，加入杯中，用沸水浸泡约 30 分钟，加入药汁和适量红糖，调匀即可饮用。

【用法】 代茶常饮。

【功效】 补益气血。适用于气血亏虚型产后缺乳。

◎ 归芍茶

【材料】 当归 10 克，白芍 10 克，茜草 15 克，红糖适量。

【制法】 将白芍、当归、茜草洗净，加入适量水。熬煮 40 分钟，取汁，加入红糖适量，即可饮用。

【用法】 代茶常饮。

【功效】 补益气血。适用于气血亏虚型产后缺乳。

◎ 玫瑰合欢茶

【材料】 玫瑰 15 克，合欢花 15 克，红糖适量。

【制法】 将玫瑰、合欢花洗净，一并放入杯中，用沸水浸泡约 30 分钟。加入适量红糖，即可饮用。

【用法】 代茶常饮。

【功效】 疏肝通络下乳。适用于肝郁气滞型产后缺乳。

药粥

◎ 通乳花生粥

【材料】 花生 50 克，粳米 100 克，沙参 10 克，冰糖适量。

【制法】 花生洗净后捣烂，粳米淘洗净，与沙参一同入锅，加水煮成稀粥，至米烂汤稠时，加冰糖稍煮即成。

【用法】 早、晚餐空腹食用，每日 1 剂，连服 3～5 日。

【功效】 健脾养胃，益气通乳。适用于气血亏虚型产后乳汁不通。

◎ 红薯粥

【材料】 红薯 200 克，粳米 100 克。

【制法】 红薯洗净，去皮，切成块；粳米淘洗净。两者一同入锅，加水煮成稀粥。

【用法】 早、晚餐空腹食用。

【功效】 健脾养胃，益气通乳，润肠通便。适用于气血亏虚型产后缺乳。

◎ 鲤鱼汁粥

【材料】 鲤鱼 1 尾（重约 500 克），粳米 100 克，生姜末适量，葱 2 根，香油适量，黄酒数滴，精盐适量。

【制法】 活鲤鱼去内脏，勿去鱼鳞，洗净后以小火煮汤，同时加入生姜末、黄酒，煮至鱼肉脱骨刺为宜，去骨刺留汁备用；粳米洗净煮粥，待粥汁黏稠时，加鱼汁与精盐调匀，稍煮片刻即成。食用时加入香油及精盐。

【用法】 早、晚餐空腹食用。

【功效】 利水消肿，下乳。适用于气血亏虚型产后缺乳。

◎ 猪蹄通草粥

【材料】 猪蹄 2 只，通草 5 克，漏芦 15 克，粳米 100 克，葱白 2 根，油适量，盐适量。

【制法】 猪蹄洗净，切块；通草、漏芦加水煎汤代水，与猪蹄、粳米煲粥，粥成加葱白、油、盐调味。

【用法】 分次服食，服至乳多为止。

【功效】 疏肝理气，通乳。适用于肝郁气滞型产后缺乳。

◎ 猪蹄佛手粥

【材料】 猪蹄 1～2 只，佛手 12 克，通草 3～5 克，漏芦 10～15 克，粳米 100 克，葱白 2 茎。

【制法】 将猪蹄去毛，洗净，水煎取浓汁；水煎通草、漏芦、佛手，取汁去渣。然后将猪蹄汤和药汁同粳米煮粥，待粥将熟时，放入葱白稍煮即可。

【用法】 早、晚餐空腹食用。

【功效】 疏肝理气，通乳汁，利血脉。适用于肝郁气滞型产后缺乳。

◎ 刀豆大枣粥

【材料】 刀豆 10 克，大枣 10 枚，粳米 100 克。

【制法】 将大枣、刀豆洗净，和淘洗干净的粳米一同放入锅中，加适量水。用中火熬煮约 30 分钟，至粥熟，即可食用。

【用法】 早、晚分食。

【功效】 补血益气。适用于气血亏虚型产后缺乳。

◎ 桂圆粥

【材料】 生黄芪 20 克，桂圆 15 枚，大枣 10 枚，粳米 100 克。

【制法】 将黄芪洗净煎煮 40 分钟，取汁。大枣、桂圆洗净，和淘洗干净的粳米一同放入锅中，加适量水。用中火熬煮约 45 分钟。至粥成，加入黄芪汁调匀，即可食用。

【用法】 早、晚分食。

【功效】 补益气血。适用于气血亏虚型产后缺乳。

◎ 冬瓜豆腐粥

【材料】 豆腐 20 克，冬瓜 50 克，粳米 100 克。

【制法】 将豆腐、冬瓜洗净切片，和淘洗干净的粳米一同放入锅中，加适量水。用大火煮沸后，再用中火熬煮约 30 分钟。至粥成，即可食用。

【用法】 早、晚分食。

【功效】 滋养阴血。适用于气血亏虚型产后缺乳。

◎ 白菜荸荠粥

【材料】 白菜 30 克，荸荠 20 克，粳米 100 克，精盐适量，味精适量。

【制法】 将白菜、荸荠洗净切片，和淘洗干净的粳米一同放入锅中，加适量水。用大火煮沸后，再用中火熬煮约 30 分钟。至粥熟，加入适量精盐、味精调味即可食用。

【用法】 早、晚分食。

【功效】 滋养阴血。适用于气血亏虚型产后缺乳。

药汤

◎ 王不留行瘦肉汤

【材料】 猪瘦肉 250 克，王不留行 12 克，黄芪 30 克，精盐适量，味精适量。

【制法】 将前 3 料洗净，一同放入锅内，加清水适量，大火煮沸后，改小火煲 1 ～ 2 小时，调味供用。

【用法】 佐餐食用。

【功效】 补气健脾，通乳。适用于气血亏虚型产后缺乳。

◎ 猪蹄芎归汤

【材料】 猪蹄 2 只，当归 10 克，川芎 5 克。

【制法】 猪蹄去毛、洗净后切块，与川芎、当归共放入陶瓷炖盅，加水适量，隔水炖至烂熟。

【用法】 饮汁吃肉，一般服 5 次见效。

【功效】 补益气血，佐以通乳。适用于气血亏虚型产后缺乳。

◎ 猪蹄当归王不留行汤

【材料】 猪前蹄 2 只，当归 30 克，王不留行 30 克，通草 10 克，莴苣 20 克，精盐适量，其他调味品适量。

【制法】 猪蹄去毛洗净，用刀划口，将当归、王不留行、通草 3 味中药用纱布包好，共入砂锅中，加精盐和水适量，小火炖至猪蹄熟烂脱骨时，取出纱布包，下莴苣片，煮熟即可。

【用法】 吃时放调味品，饮汤，食肉。

【功效】 通络下乳。适用于肝郁气滞型产后缺乳。

◎ 高丽参黄精猪蹄汤

【材料】 高丽参 10 克，黄精 30 克，通草 9 克，花生米 50 克，猪蹄 200 克，大枣 30 克。

【制法】 将猪蹄洗净，切块；其余用料洗净，大枣去核。将全部用料放入锅内，小火煮 2.5 ～ 3 小时，加精盐调味。

【用法】 吃人参、花生及猪蹄，饮汤，一天之内服完。

【功效】 补气养血，佐以通乳。适用于气血亏虚型产后缺乳。

◎ 金针花豆腐瘦肉汤

【材料】 猪瘦肉 250 克，金针花 30 克，豆腐 1 块，精盐适量，其他调味品适量。

【制法】 金针花用水泡软，洗净；猪瘦肉洗净；豆腐切大块。将金针花、猪瘦肉一起放入锅，加清水适量，大火煮沸后，改小火煲 1 小时，再放入豆腐，煲 10 分钟左右，调味即可。

【用法】 饮汤食豆腐、肉。

【功效】 清热滋阴，通乳。适用于产后缺乳。

◎ 鲢鱼汤

【材料】 鲢鱼 1 尾，冬瓜子 30 克。

【制法】 将鲢鱼去鳃和鱼杂，洗净，放入锅中，和冬瓜子同煮成汤。

【用法】 吃鱼喝汤，连吃 3 剂可见效。

【功效】 补气血，通乳汁。适用于气血亏虚型产后缺乳。

◎ 当归黄花菜汤

【材料】 当归身 15 克，黄花菜 15 克，猪瘦肉适量，食盐适量。

【制法】 将当归身洗净切片；猪瘦肉洗净切片；黄花菜洗净。然后将当归、猪瘦肉、黄花菜一同放入锅内煮汤，等到肉熟烂时加食盐调味即成。

【用法】 饮汤，吃肉和黄花菜。

【功效】 补虚养血。适用于气血亏虚型产后缺乳，身体虚弱。

◎ 通乳母汤

【材料】 川木通 10 克，人参 10 克，黄芪 30 克，当归 12 克，麦冬 15 克，桔梗 6 克，猪蹄 1 对，食盐适量。

【制法】 将猪蹄去毛，洗净，其余药洗净并用干净纱布包好，置砂锅内，和猪蹄同炖至烂熟，然后去药包不用，放入食盐调味。

【用法】 食肉饮汤。

【功效】 益气补血。适用于气血亏虚型产后缺乳。

◎ 豆腐丝瓜猪蹄汤

【材料】 豆腐 2 块，丝瓜 150 克，章鱼干 50 克，香菇 20 克，佛手 9 克，猪蹄 1 只，食盐适量，生姜适量。

【制法】 先将猪蹄去毛洗净，斩成两半，煮烂。将豆腐切成小块；丝瓜切丝，香菇切丝；章鱼干洗净，泡发；佛手切片，洗净，一同放入猪蹄锅内，加入调料再煮 20 分钟，捞出佛手不用。

【用法】 佐餐食用，连服 7 日。

【功效】 通经下乳。适用于肝郁气滞型产后缺乳。

药酒

◎ 催乳酒

【材料】 猪蹄 2 个，通草 30 克，黄酒 1000 毫升。

【制法】 将猪蹄炙熟，切成小块，通草切碎，装入纱布袋，与猪蹄一同放砂锅中，用等量的水与黄酒于文火上加热，微沸 30 ～ 60 分钟，滤出酒液，除去通草袋，饮酒食猪蹄。

【用法】 口服，不拘时，慢慢温饮，勿急致醉，食用猪蹄，每日 1 剂。

【功效】 补气、通乳。适用于气血亏虚型产后缺乳。

◎ 海虾酒

【材料】 海虾米 6 克，菟丝子 6 克，核桃仁 3 克，棉籽仁 3 克，杜仲 3 克，巴戟天 3 克，朱砂 3 克，骨碎补 3 克，枸杞子 3 克，川续断 3 克，牛膝 3 克，白酒 500 毫升。

【制法】 将前 11 味药中朱砂研细末，其余研为粗末，入布袋，置容器中，加入白酒，密封浸泡 15 天后，滤去药渣即成。

【用法】 口服，每次 10 ～ 15 毫升，每日 1 次。

【功效】 补肾壮阳。适用于气血亏虚型产后缺乳。

◎ 通草酒

【材料】 通草 30 克，钟乳石 60 克，米酒 400 毫升。

【制法】 前 2 味捣成粗末，入布袋，置容器中，加酒密封，置近火处煨 3 日，去渣留液。

【用法】 口服，每次 30 毫升，每日 2 次。

【功效】 通乳。适用于气血亏虚型产后缺乳。

保健菜肴

◎ 番薯叶炖猪肉

【材料】 番薯叶 180 克，五花猪肉 250 克，调料适量。

【制法】 将番薯叶洗净，与五花猪肉同煮，煮至肉烂熟后，放入调料即成。

【用法】 每日 2 次，空腹吃，连吃半月。

【功效】 补益气血，增加乳汁。适用于气血亏虚型产后缺乳。

◎ 甜酒煮鸡蛋

【材料】 甜酒酿 100 克，鸡蛋 1 枚，红糖 15 克。

【制法】 将甜酒酿放入锅内，加清水 1 小碗，煮沸约 10 分钟。鸡蛋去壳，放至酒酿内，煮至刚熟，再加入红糖，煮至糖溶解即可。

【用法】 当点心 1 次吃完。

【功效】 益气活血通乳。适用于气血亏虚型产后缺乳。

◎ 猪蹄葱白煮豆腐

【材料】 猪蹄 1 只，葱白 2 段，豆腐 60 克，黄酒 30 毫升，红糖适量。

【制法】 猪蹄、葱白、豆腐、红糖加水适量同煮，用小火煮半个小时，加入黄酒稍煮即成。

【用法】 佐餐食用。

【功效】 通乳。适用于气血亏虚型产后缺乳。

◎ 章鱼煲猪蹄

【材料】 章鱼 30 克，花生 30 克，猪脚 1 只（重约 400 克），蜜枣 6 枚，精盐适量。

【制法】 章鱼用温水浸发后洗净，猪脚刮毛、洗净后斩块，把全部用料放入炖盅，加开水适量，炖盅加盖，小火隔水炖 2 ~ 3 小时，调味供用。

【用法】 佐餐食用，一般服 2 ~ 3 次见效。

【功效】 补益气血，通乳。适用于气血亏虚型产后缺乳。

◎ 白玉黄花菜

【材料】 黄花菜 20 克，嫩豆腐 50 克，香菇 5 朵，葱、食油、盐、味精各适量。

【制法】 黄花菜洗净，用水浸润，摘去花蒂，切成 2 段；嫩豆腐漂清，切成骨牌大小；香菇浸润后，去蒂切丝。炒锅内放入食油，烧至八成热时放入葱略爆炒，再放入黄花菜、香菇丝同炒，撒入盐、味精即可起锅。把锅洗净，大火放入食油适量，待油热改小火，放入嫩豆腐，煎成金黄色，加盐适量，再把先炒好的黄花菜、香菇丝倒入，加水适量，稍焖片刻，即可起锅。

【用法】 佐餐食用。

【功效】 催乳。适用于气血亏虚型产后缺乳。

◎ 甜醋猪脚姜

【材料】 甜醋 1000 毫升，猪蹄 300 克，生姜 300 克，鸡蛋 200 克，红糖、植物油、食盐各适量。

【制法】 将生姜去皮切片，晾至外表干时，置烧热的油盐锅内，文火炒至五成热；鸡蛋煮熟去壳备用；甜醋放进砂锅内煮沸，加入生姜片、鸡蛋煮 15 分钟左右，加入红糖至酸甜适口为度，然后搁置 15 ~ 30 日。再将醋汤煮沸，放进洗净切块的猪蹄煮 15 分钟，再搁置 5 ~ 6 日食用。猪蹄不宜过早加入，否则醋会将皮肉溶化。

【用法】 随意食肉、鸡蛋和姜片，饮汤。

【功效】 补气血，通乳汁，活血脉，祛风寒，开胃气。适用于气血亏虚型产后缺乳。

◎ 猪蹄通乳羹

【材料】 猪蹄 2 只，通草 5 克，姜、葱、食盐各适量。

【制法】 将猪蹄刮毛、洗净，与通草一起放入锅内，加水适量，小火炖煮 4 小时，再加入食盐、葱、姜。

【用法】 每日佐餐喝汤，连吃数日。

【功效】 补血通乳。适用于气血亏虚型产后缺乳。

熏洗法

◎ 法 1

【组方】 鲜蓖麻叶 20 克。

【用法】 取上药加水 400 毫升，煎至 150 毫升，趁热用布浸湿后敷乳。

◎ 法 2

【组方】 炒麦芽 120 克。

【用法】 取上药加水 500 毫升，煎煮数沸，洗双侧乳房 20 分钟，再用木梳由周围向乳头梳理数遍。

◎ 法 3

【组方】 猪蹄 2 只，通草 6 克，葱白 6 克。

【用法】 先将猪蹄洗净煮汤代水，再加通草、大葱白煎汤，滤出药液，待温，洗浴双乳，每日 2 次，每剂连用 2～3 天。

◎ 法 4

【组方】 通草 10 克，路路通 10 克，漏芦 6 克，大葱适量。

【用法】 将上药研碎，加水浸泡煎煮，滤去药渣倒入盆内，待温，洗浴双乳，每日 2～3 次，每次 20 分钟。

按 摩 法

◎ 法 1

【操作方法】 产妇仰卧位，按摩者坐其右侧，用揉、摩法施于乳房及周围的乳根、天溪、食窦、屋翳、膺窗、膻中穴，共约 10 分钟。

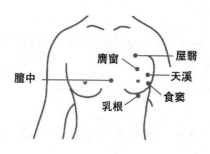

◎ 法2

【取穴】 胸穴（位于足背第2趾根向后两横指处）、足三里、三阴交、膻中、气海。

【操作方法】 按揉胸穴3分钟，按揉足三里、三阴交穴各2分钟，按揉膻中、气海穴各3分钟。实证用力略重，虚证用力略轻。每日按摩1次，至病愈。

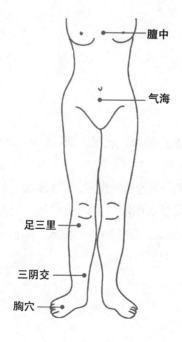

◎ 法3

【操作方法】 按摩者双手掌搓热放于产妇神阙穴（即肚脐）处，做顺时针方向摩腹30圈。

◎ 法4

【操作方法】 用小鱼际擦法擦背部督脉与背部膀胱经第1、2侧线。以透热为度。

刮痧法

【操作方法】 刮肩井、乳根穴，以出痧为度。

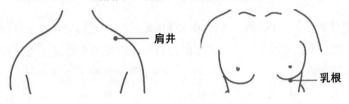

◎ 法1

【取穴】 第一组：膻中、乳根、期门；第二组：肝俞、膈俞、内关。

【操作方法】 第一天选第一组穴，产妇仰卧，取口径3厘米陶罐在膻中穴，双侧乳根穴及双侧期门各拔10分钟。第二天选第二组穴，产妇坐位，取口径1.5厘米陶罐在双侧脾俞穴、隔俞穴及双侧内关穴各拔10分钟。每天1次，双侧交替。

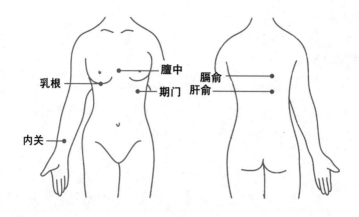

◎ **法 2**

【取穴】 第一组：膻中、乳根、足三里；第二组：脾俞、肾俞。

【操作方法】 第一天选第一组穴，产妇仰卧，取口径 3 厘米陶罐在膻中穴，双侧乳根穴及双侧足三里各拔 10 分钟。第二天选第二组穴，产妇坐位，取口径 1.5 厘米陶罐在双侧脾俞穴及双侧肾俞穴各拔 10 分钟。每天 1 次，双侧交替。

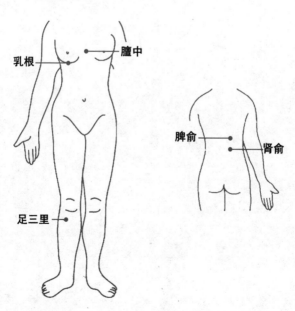

敷贴法

◎ 外敷法

【组方】 金银花根 30 克，通草 20 克，当归 6 克，芙蓉花叶 60 克。

【用法】 将药物捣烂成膏状（其中通草、当归应粉碎成末），外敷乳房周围，用大号乳罩托起固定，每日换药 2 次。

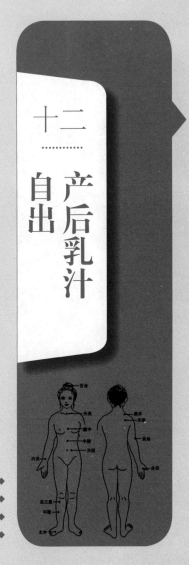

十二
产后乳汁
自出

病因
症状
预防
调养

产妇乳汁不经婴儿吮吸而自然流出者，称为乳汁自出，也称漏乳。由于乳汁为气血所化，其化生、蓄积和排泄受脾胃功能和肝疏泄功能影响，如果气虚固摄无权，乳汁会随化随出；或肝火炽盛，疏泄太过，迫乳外溢。

病　因

乳汁自出主要是由于气血虚弱，胃气不固，摄纳无权或肝经郁热，疏泄失常迫乳外溢引起的。

症　状

（1）气血虚弱型　素体脾胃虚弱，或饮食所伤，产后乳汁自出，量少，质清稀，乳房柔软，面色无华，气短，舌淡，苔薄，脉细弱。

（2）肝经郁热型　素体抑郁，或怒气伤肝，产后乳汁自出，量少，质较浓，乳房胀痛，情志抑郁，或烦躁易怒，便秘尿黄，舌红苔薄黄，脉弦数。

预　防

（1）适当加强产后锻炼，促进脾胃健运以补气固摄。

（2）保持情绪乐观，心情舒畅。

（3）产后饮食应清淡而富于营养。

调　养

中药方剂

◎ 柴胡栀子汤

【材料】　柴胡10克，山栀子10克，陈皮6克。

【制法】　上药加适量水煎煮，连煎2次，去渣取汁，将2次药汁合并。

【用法】　每日1剂，分2次服。

【功效】　清肝解郁。适用于肝经郁热型产后乳汁自出。

◎ 柴胡清肝汤

【材料】　柴胡10克，炒山栀子10克，炒黄芩10克，人参6克，川芎6克，连翘6克，桔梗6克，甘草3克。

【制法】　上药加适量水煎煮，连煎2次，去渣取汁，将2次药汁合并。

【用法】　每日1剂，分2次服。

【功效】　疏肝解郁清热。适用于肝经郁热型产后乳汁自出。

◎ 黄芪防芷汤

【材料】　生黄芪25克，防风25克，白芷10克。

【制法】　上药加适量水煎煮，连煎2次，去渣取汁，将2次药汁合并。

【用法】　日1剂。早、晚各1次，温热口服。

【功效】　补气摄乳。适用于气血虚弱型产后乳汁自出。

◎ 黄芪八珍汤

【材料】　黄芪15克，熟地黄15克，当归15克，芡实15克，人参10克，茯苓10克，白术10克，五味子10克，炙甘草10克，白芍12克。

【制法】　上药加适量水煎煮，连煎2次，去渣取汁，将2次药汁合并。

【用法】　每日 1 剂。早、晚各 1 次，温热口服。

【功效】　补气益血，固摄敛乳。适用于气血虚弱型产后乳汁自出。

◎ 黄芪五味子汤

【材料】　黄芪 35 克，五味子 10 ～ 15 克。

【制法】　上药加适量水煎煮，连煎 2 次，去渣取汁，将 2 次药汁合并。

【用法】　每日 1 剂。早、晚各 1 次，温热口服。

【功效】　补气固摄。适用于气血虚弱型产后乳汁自出。

◎ 丹栀逍遥散

【材料】　柴胡 30 克，当归 30 克，白芍 30 克，白术 30 克，茯苓 30 克，炙甘草 15 克，牡丹皮 3 克，栀子 3 克。

【制法】　上药加适量水煎煮，连煎 2 次，去渣取汁，将 2 次药汁合并。

【用法】　每日 1 剂。早、晚各 1 次，温热口服。

【功效】　疏肝解郁，清泄郁热。适用于肝经郁热型产后乳汁自出。

◎ 加味逍遥汤

【材料】　炙甘草 12 克，炒当归 12 克，酒炒芍药 12 克，茯苓 12 克，炒白术 12 克，柴胡 10 克，牡丹皮 10 克，炒山栀子 10 克。

【制法】　上药加适量水煎煮，连煎 2 次，去渣取汁，将 2 次药汁合并。

【用法】　每日 1 剂，分 2 次服。

【功效】　疏肝解郁清热。适用于肝经郁热型产后乳汁自出。

◎ 炙甘草汤

【材料】　生地黄 15 克，白芍 12 克，麦冬 10 克，阿胶（烊化）10 克，胡麻仁 10 克，桂枝（后下）6 克，人参（另煎）10 ～ 15 克，炙甘草 5 克，黑枣 10 枚，鲜姜 3 片，陈绍酒 100 毫升。

【制法】 上药加适量水煎煮，连煎2次，去渣取汁，将2次药汁合并。

【用法】 每日1剂，分2次服。

【功效】 补气益血，固摄敛乳。适用于气血虚弱型产后乳汁自出。

药茶

◎ 麦皮薄荷茶

【材料】 大麦芽6克，青皮6克，陈皮6克，薄荷3克，红糖适量。

【制法】 将青皮、陈皮洗净，切丝；薄荷切段；大麦芽洗净，然后同放入大茶杯中，以沸水冲泡，1小时后入红糖调味。

【用法】 代茶频饮。

【功效】 行气解郁。适用于肝经郁热型产后乳汁自出。

◎ 人参茶

【材料】 红参10克（或党参100克），红糖适量。

【制法】 将红参（或党参）切片，与红糖一并放入杯内，加沸水浸泡10分钟后即可。

【用法】 每日1剂，代茶饮。

【功效】 大补元气。适用于气血虚弱型产后乳汁自出。

◎ 七福茶

【材料】 熟地黄15克，人参10克，当归10克，炒白术10克，酸枣仁10克，炙甘草6克，炙远志3克。

【制法】 上药加适量水煎煮，连煎2次，去渣取汁，将2次药汁合并。

【用法】 每日1剂，分2次空腹服。

【功效】 补气益血固摄。适用于气血虚弱型产后乳汁自出。

◎ 麦芽蝉蜕茶

【材料】 炒麦芽30～60克，蝉蜕15克，红糖适量。

【制法】 将炒麦芽、蝉蜕加水煎煮，取汁，再煎 1 次。两次药汁合并，放入红糖调味。

【用法】 每日 1 剂，代茶饮。

【功效】 退奶回乳。适用于肝经郁热型产后乳汁自出。

◎ 三仙茶

【材料】 炒麦芽 30 克，山楂 30 克，神曲 30 克，红糖适量。

【制法】 将前 3 味药放锅中，加水煎煮，取汁，复煎 1 次。两次药汁混合，放入红糖调味。

【用法】 每日 1 剂，代茶饮。

【功效】 退奶回乳。适用于肝经郁热型产后乳汁自出。

◎ 山楂麦芽茶

【材料】 山楂 12 克，炒麦芽 60 克。

【制法】 上述 2 味加水煎汤。

【用法】 代茶饮。

【功效】 回乳。适用于肝经郁热型产后乳汁自出。

◎ 麦芽茶

【材料】 红茶 1 克，麦芽 25 ～ 30 克（微火炒黄）。

【制法】 将炒麦芽加 450 毫升水略煮，加入红茶再次微沸即可。也可将麦芽小火炒黄研末，每次用 5 克药末和 1 克红茶，加开水泡冲。

【用法】 每日 1 剂，分 3 次温服，代茶饮。

【功效】 健脾消食，下气回乳。适用于肝经郁热型产后乳汁自出。

◎ 番泻叶茶

【材料】 番泻叶 4 克。

【制法】 上药加 200 ～ 300 毫升开水，浸泡 10 分钟。

【用法】 代茶饮，每日 1 剂。

【功效】　回乳。适用于肝经郁热型产后乳汁自出。

药粥

◎ 滋肾清肝粥

【材料】　生地黄 10 克，山茱萸 10 克，山药 10 克，麦冬 10 克，牡丹皮 10 克，栀子 10 克，当归 10 克，白芍 10 克，柴胡 10 克，茯苓 10 克，甘草 3 克，粳米 100 克，红糖适量。

【制法】　将前 11 味中药加水煎煮，去渣取汁，加入洗净的粳米同煮成粥，调入红糖即可。

【用法】　早、晚空腹温热食。

【功效】　滋阴补肾，清肝解郁。适用于肝经郁热型产后乳汁自出。

◎ 通肝收乳粥

【材料】　当归 9 克，白芍 9 克，白术 9 克，麦冬 9 克，熟地黄 12 克，柴胡 6 克，远志 6 克，通草 6 克，炒麦芽 30 克，甘草 3 克，粳米 100 克，红糖适量。

【制法】　将前 10 味中药加水煎煮，去渣取汁，加入洗净的粳米煮粥，即成时入红糖调味。

【用法】　早、晚空腹温热食。

【功效】　疏肝解郁，养血收乳。适用于肝经郁热型产后乳汁自出。

◎ 加减逍遥粥

【材料】　柴胡 10 克，牡丹皮 10 克，当归 10 克，白芍 10 克，白术 10 克，茯苓 10 克，炒栀子 10 克，蒲公英 10 克，甘草 3 克，粳米 100 克，红糖适量。

【制法】　将前 9 味中药加水煎煮，去渣取汁，加入洗净的粳米同煮成粥，入红糖调味。

【用法】　早、晚空腹温热食。

【功效】 疏肝解郁清热。适用于肝经郁热型产后乳汁自出。

◎ 益气收乳粥

【材料】 党参 16 克，黄芪 30 克，当归 10 克，白芍 10 克，麦冬 10 克，山茱萸 12 克，甘草 3 克，粳米 100 克，红糖适量。

【制法】 将前 7 味中药水煎，去渣取汁，加入洗净的粳米煮粥，待粥成时加入红糖调味。

【用法】 每日 1 剂，分 2 次服食。

【功效】 补气养血。适用于气血虚弱型产后乳汁自出。

◎ 黄芪补中粥

【材料】 黄芪 20 克，白术 10 克，白芍 10 克，桂枝 10 克，五味子 10 克，当归 10 克，甘草 3 克，粳米 100 克，红糖适量。

【制法】 将前 7 味中药加水煎煮，去渣取汁，加入洗净的粳米煮粥，入红糖调味。

【用法】 早、晚空腹温热食。

【功效】 益气健脾固摄。适用于气血虚弱型产后乳汁自出。

◎ 红参粥

【材料】 红参 10 克，粳米 60 克。

【制法】 红参先用炖盅隔水炖，取汁。粳米煮粥，粥成调入红参汁，混合。

【用法】 每日 1 剂，连服 3 ~ 5 剂。

【功效】 补气固摄。适用于气血虚弱型产后乳汁自出。

药汤

◎ 柴胡丹栀牡蛎汤

【材料】 柴胡 15 克，栀子 15 克，牡丹皮 15 克，鲜牡蛎肉 60 克，黑豆 30 克，大枣（去核）15 克。

【制法】　将牡蛎肉和其余用料洗净，黑豆先用清水浸渍 1 小时。将所有用料放入锅内，加清水适量，大火煮沸后，改小火再煲 2～3 小时，加精盐调味。

【用法】　随意饮服。

【功效】　舒肝，解郁，清热。适用于肝经郁热型产后乳汁自出。

【禁忌】　气血虚弱者忌用。

保健菜肴

◎ 黄芪猪蹄汤

【材料】　猪前蹄 1 只，黄芪 30 克，芡实 30 克，食盐适量。

【制法】　将猪蹄去毛，洗净，用刀切开，与黄芪、芡实同煮汤，煮至肉烂，加入食盐即可。

【用法】　饮汤食肉。

【功效】　补气固摄。适用于产后气虚引起的乳汁自出。

◎ 黄芪羊排汤

【材料】　羊排骨 500 克，黄芪 30 克，海螵蛸 30 克，党参 20 克，芡实 20 克，当归 9 克，蒜、姜、食盐、葱、醋各适量。

【制法】　将羊排骨切块，用热油适量爆香蒜蓉，倒入羊排骨煸炒至干，加醋炒干后，加水适量及姜、葱；再将上 5 味药用纱布包扎成袋，置于锅中，文火焖煮 2 小时，去药包不用，加入食盐调味。

【用法】　吃羊肉，喝汤。

【功效】　补气养血，固摄收乳。适用于气血虚弱型产后乳汁自出。

◎ 花椒煮黄豆

【材料】　黄豆 30 克，花椒 3 克，精盐适量。

【制法】　将黄豆与花椒洗净，一同放入锅中，加 500 水，大火烧开后，改为小火煮至豆烂熟，加适量精盐即成。

【用法】 连汤带豆食用。

【功效】 健脾宽中，和胃止呕，散寒止痛，回乳。适用于肝经郁热型产后乳汁自出。

◎ 黄芪淮山药鹌鹑汤

【材料】 黄芪 30 克，淮山药 30 克，熟地黄 15 克，芡实 30 克，鹌鹑 1 只（重约 400 克），大枣 15 克。

【制法】 将鹌鹑去毛和内脏，洗净，切块；其余用料洗净，用清水浸泡约 30 分钟，大枣去核。将所有用料放入锅内，加清水适量，小火煮 2.5 ～ 3 小时，加精盐调味。

【用法】 佐餐食用，一天内服完。

【功效】 补气益血，佐以固摄。适用于气血虚弱型产后乳汁自出。

【禁忌】 阴虚内热者慎用。

敷 贴 法

◎ 外敷法 1

【组方】 朴硝 500 克。

【用法】 将朴硝分装纱布袋内，敷于两侧乳房并包扎，等到湿硬时更换。

◎ 外敷法 2

【组方】 芒硝 200 克。

【用法】 将芒硝用纱布包裹，分置于两侧乳房上，用胸罩固定。24 小时（夏季 12 小时）后应取下。如 1 次未见效，可继续敷 1 ～ 2 次。

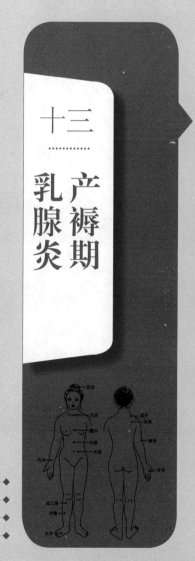

十三
·············

产褥期
乳腺炎

病因
症状
预防
调养

产褥期乳腺炎即产妇在产褥期乳腺的急性化脓性感染，尤以初产妇多见，常发生于产后第 3 ~ 4 周，主要表现为乳房的红、肿、热、痛及局部肿块、脓肿形成，伴体温升高，白细胞增高。

病　因

中医学认为，瘀积性乳腺炎，是乳汁瘀积，肝郁胃热，毒热蕴结而成；化脓性乳腺炎则是阳明胃火炽盛，热盛则肉腐，肉腐则为脓。

症　状

（1）瘀积性乳腺炎　发生在产褥初期（常在产后 1 周左右）。患乳胀痛，皮肤嫩红，可扪及大小不等结块，压痛。

（2）化脓性乳腺炎　患乳肿块增大，皮肤灼热，疼痛剧烈，拒按，肿块中央渐软，按之应指。

预　防

（1）妊娠 5 个月后，经常用温热水擦洗乳头；孕妇有乳头内陷者，应经常挤捏提拉矫正，可用小酒杯叩吸。

（2）产后预防乳痈，关键是避免乳汁瘀积，应指导产妇合理哺乳，养成定时哺乳的习惯，保持乳汁排出通畅；乳汁过多时，可用吸乳器将乳汁吸尽排空。

（3）防止乳头损伤，经常保持乳头清洁卫生，随时更换内衣和乳罩，注意观察婴儿口腔有无感染，同时，应保持心情舒畅，饮食有节。

（4）产妇应保持精神舒畅，避免情绪过度激动。断乳时应逐渐减少哺乳次数，然后再行断乳。

调 养

中药方剂

◎ 生虾壳散

【材料】 生虾壳适量。

【制法】 将生虾壳焙干，研细末备用。

【用法】 每日早、晚温开水冲服，每次 15 克。

【功效】 调理气血，兼清余热。适用于瘀积性产褥期乳腺炎。

◎ 健乳消痈汤

【材料】 红赤葛 50 克，蒲公英 30 克，路路通 30 克，全瓜蒌 20 克。

【制法】 上药加适量水煎煮，连煎 2 次，去渣取汁，将 2 次药汁合并。

【用法】 每日 1 剂，分 2 次服。

【功效】 疏肝清热，解毒消痈。适用于瘀积性产褥期乳腺炎。

◎ 白芷散

【材料】 白芷 17.5 克。

【制法】 上药研细末备用。

【用法】 每日 1 剂，黄酒冲服。

【功效】 解表散结止痛。适用于瘀积性产褥期乳腺炎。

◎ 柴胡全蝎散

【材料】 全蝎 3 克，柴胡 9 克。

【制法】 全蝎研末，柴胡煎水。

【用法】 每日 1 次，柴胡汤冲服全蝎末。

【功效】 疏肝理气散结。适用于瘀积性产褥期乳腺炎。

◎ 葛根加细辛汤

【材料】 葛根 25 克，麻黄 10 克，桂枝 10 克，白芍 10 克，大黄 10 克，生姜 10 克，细辛 3 克，甘草 6 克。

【制法】 上药加适量水煎煮，连煎 2 次，去渣取汁，将 2 次药汁合并。

【用法】 每日 1 剂。早、晚各 1 次，温热口服。

【功效】 解表散寒，通络消痈。适用于瘀积性产褥期乳腺炎。

◎ 蜂房地丁汤

【材料】 露蜂房 10 克，蒲公英 50 克，紫花地丁 20 克。

【制法】 上药加适量水煎煮，连煎 2 次，去渣取汁，将 2 次药汁合并。

【用法】 每日 1 剂。早、晚各 1 次，温热口服。

【功效】 清热解毒，托里透脓。适用于化脓性产褥期乳腺炎。

◎ 瓜蒌通乳汤

【材料】 羌活 20 克，独活 10 克，葛根 10 克，柴胡 10 克，路路通 10 克，川芎 10 克，丝瓜络 10 克，桃仁 10 克，红花 10 克，姜炭 6 克，全瓜蒌 60 克，漏芦 30 克，鹿角霜 30 克。

【制法】 上药加适量水煎煮，连煎 2 次，去渣取汁，将 2 次药汁合并。

【用法】 每日 1 剂。早、晚各 1 次，温热口服。

【功效】 解表散热，舒肝和胃，通乳散结。适用于瘀积性产褥期乳腺炎。

◎ 十全大补汤

【材料】 人参20克，黄芪20克，生白术10克，当归10克，川芎10克，赤白芍10克，茯苓15克，熟地黄15克，鹿角霜(先煎)30克，制乳香6克，制没药6克，炙甘草6克。

【制法】 上药加适量水煎煮，连煎2次，去渣取汁，将2次药汁合并。

【用法】 每日1剂。早、晚各1次，空腹服下。

【功效】 补气养血，祛腐生肌。适用于化脓性产褥期乳腺炎。

◎ 瓜蒌牛蒡汤

【材料】 全瓜蒌15克，天花粉15克，连翘15克，夏枯草15克，当归15克，牛蒡子10克，黄芩10克，山栀10克，漏芦10克，王不留行10克，金银花30克，柴胡6克。

【制法】 上药加适量水煎煮，连煎2次，去渣取汁，将2次药汁合并。

【用法】 每日1剂。早、晚各1次，空腹服下。

【功效】 疏肝清胃，通乳散结。适用于瘀积性产褥期乳腺炎。

◎ 托里透脓汤

【材料】 生黄芪20克，金银花20克，野菊花20克，潞党参15克，连翘15克，当归尾10克，川芎10克，皂角刺10克，白芍5克，蒲公英30克，柴胡6克。

【制法】 上药加适量水煎煮，连煎2次，去渣取汁，将2次药汁合并。

【用法】 每日1剂。早、晚各1次，空腹服下。

【功效】 清热解毒，托里透脓。适用于化脓性产褥期乳腺炎。

◎ 蒲公英汤

【材料】 蒲公英 100 ～ 200 克。

【制法】 上药加适量水煎煮，连煎 2 次，去渣取汁，将 2 次药汁合并。

【用法】 每日 1 剂，分 2 次服。

【功效】 清热解毒。适用瘀积性于产褥期乳腺炎。

◎ 瓜蒌汤

【材料】 瓜蒌皮 15 克，瓜蒌仁 15 克，生甘草 3 克，乳香 3 克，没药 3 克，青皮 3 克，白芷 3 克，当归 9 克，金银花 9 克，蒲公英 24 克，红花 6 克。

【制法】 上药加适量水煎煮，连煎 2 次，去渣取汁，将 2 次药汁合并。

【用法】 每日 1 剂，分 2 次服。

【功效】 清热解毒，消肿散结。适用于瘀积性产褥期乳腺炎。

◎ 全瓜蒌汤

【材料】 全瓜蒌（150 ～ 200 克）1 个。

【制法】 上药加适量水煎煮，连煎 2 次，去渣取汁，将 2 次药汁合并。

【用法】 每日 1 剂，分 2 次服。

【功效】 清热解毒。适用于瘀积性产褥期乳腺炎。

◎ 陈皮公英汤

【材料】 青皮 20 克，陈皮 20 克，麦芽 20 克，蒲公英 50 克，炮穿山甲 15 克，皂角刺 15 克。

【制法】 上药加适量水煎煮，去渣取汁。

【用法】 每日 1 剂，分 2 次服。

【功效】 清热解毒，托里透脓。适用于化脓性产褥期乳腺炎。

◎ 银花甘草汤

【材料】 大皂角刺 20 克，金银花 25 克，生甘草 15 克。

【制法】 上药加适量水煎煮，连煎 2 次，去渣取汁，将 2 次药汁合并。

【用法】 每日 1 剂，分 2 次服。

【功效】 清热解毒，托里透脓。适用于化脓性产褥期乳腺炎。

◎ 黄芪银花汤

【材料】 蜜炙黄芪 20 克，金银花 15 克，当归 15 克，甘草 5 克。

【制法】 上药加适量水煎煮，连煎 2 次，去渣取汁，将 2 次药汁合并。

【用法】 每日 1 剂，分 2 次服。

【功效】 调理气血，兼清余热。适用于瘀积性产褥期乳腺炎。

◎ 生肌四君汤

【材料】 南沙参 30 克，白术 12 克，甘草 3 克，云茯苓 15 克，当归 15 克，夏枯草 15 克，生黄芪 24 克。

【制法】 上药加适量水煎煮，连煎 2 次，去渣取汁，将 2 次药汁合并。

【用法】 每日 1 剂，分 2 次服。

【功效】 健脾益胃，生肌收口。适用于瘀积性产褥期乳腺炎。

◎ 薏苡赤小豆汤

【材料】 薏苡仁 30 克，赤小豆 30 克。

【制法】 薏苡仁、赤小豆分别洗净，置锅中，加清水 500 毫升，大火煮开 5 分钟，改文火煮 30 分钟。

【用法】 每日 1 剂，分 2 次服。

【功效】 利湿清热，通乳。适用于瘀积性产褥期乳腺炎。

◎ 解热消瘀散结汤

【材料】 蒲公英 20 克，紫花地丁 20 克，炮山甲 20 克，全瓜蒌 15 克，连翘 15 克，夏枯草 15 克，当归 15 克，制乳香 10 克，山栀 10 克，皂角刺 10 克，柴胡 6 克。

【制法】 上药加适量水煎煮，连煎 2 次，去渣取汁，将 2 次药汁合并。

【用法】 每日 1 剂。早、晚各 1 次，空腹服下。

【功效】 清热活血，祛瘀散结。适用于化脓性产褥期乳腺炎。

药茶

◎ 蒲公英糖水

【材料】 蒲公英 50 克，蜂房 10 克，紫花地丁 15 克，白糖适量。

【制法】 上 3 味药加适量水煎煮，连煎 2 次，去渣取汁，将 2 次药汁合并，入白糖适量。

【用法】 每日 1 次，连服数日。

【功效】 清热解毒，通乳透脓。适用于化脓性产褥期乳腺炎。

◎ 丝瓜茶

【材料】 鲜丝瓜 200 克。

【制法】 鲜丝瓜洗净，去皮去子，切碎后挤汁，服饮其汁。

【用法】 每日 1 次。

【功效】 清热解毒，通乳。适用于化脓性产褥期乳腺炎。

◎ 加减仙方活命饮

【材料】 当归 6 克，炮穿山甲 6 克，制乳香 6 克，制没药 6 克，柴胡 6 克，生甘草 6 克，皂角刺 10 克，天花粉 10 克，金银花 15 克，连翘 15 克，陈皮 5 克，白芷 5 克。

【制法】 上药加适量水煎煮，连煎 2 次，去渣取汁，将 2 次药汁

合并。

　　【用法】　每日1剂，分2次服。

　　【功效】　清热解毒，活血消痈。适用于化脓性产褥期乳腺炎。

◎ 荸荠汁

　　【材料】　鲜荸荠150克，白糖20克。

　　【制法】　将鲜荸荠洗净，切碎，放入榨汁机中压榨取汁，加入白糖，搅拌均匀，即可食用。

　　【用法】　每日1剂，分2次服。

　　【功效】　清热解毒。适用于瘀积性产褥期乳腺炎。

药粥

◎ 蒲金粥

　　【材料】　蒲公英60克，紫花地丁30克，金银花30克，粳米50～100克，白糖适量。

　　【制法】　将前3味中药加水煎煮，去渣取汁，加入洗净的粳米煮粥，粥成时入白糖调味。

　　【用法】　温热服食。每日2～3次，5～10日为1个疗程。

　　【功效】　清热解毒。适用于瘀积性产褥期乳腺炎。

◎ 瓜蒌牛蒡粥

　　【材料】　金银花15克，瓜蒌15克，天花粉10克，黄芩10克，青皮10克，陈皮10克，连翘10克，山栀子10克，牛蒡子10克，柴胡6克，赤芍12克，粳米100克，白糖适量。

　　【制法】　将前11味中药加水煎煮，去渣取汁，加入洗净的粳米煮成稀粥，粥将成时调入白糖，稍煮即可。

　　【用法】　每日早、晚空腹温热食。

　　【功效】　疏肝清热，通乳消肿。适用于瘀积性产褥期乳腺炎。

◎ 加味通脉粥

【材料】 炙穿山甲9克，白芷9克，生大黄9克，木香6克，乳香6克，没药6克，生黄芪15克，粳米100克，白糖适量。

【制法】 将前7味中药加水煎煮，去渣取汁，再加入洗净的粳米，煮成稀粥，调入白糖后即成。

【用法】 早、晚温热食。

【功效】 化瘀通络托脓。适用于化脓性产褥期乳腺炎。

◎ 托里粥

【材料】 金银花12克，当归9克，生大黄9克，天花粉9克，黄芩9克，赤芍9克，皂角刺9克，牡蛎30克，玄明粉（后下）9克，粳米100克，白糖适量。

【制法】 先将前8味中药加水煎煮，去渣取汁，加入洗净的粳米，煮成稀粥，粥成后调入玄明粉和白糖，稍煮即成。

【用法】 早、晚温热食。

【功效】 活血化瘀，通络托脓。适用于化脓性产褥期乳腺炎。

◎ 仙方活命粥

【材料】 川芎5克，白芷5克，贝母6克，防风6克，甘草6克，皂角刺6克，陈皮6克，没药6克，金银花30克，天花粉15克，穿山甲15克，当归尾15克，赤芍15克，黄芪12克，粳米100克，白糖适量。

【制法】 将前14味中药加水煎煮，去渣取汁，再加入洗净的粳米，煮成稀粥，调入白糖即成。

【用法】 早、晚温热食。

【功效】 清热解毒，托里排毒。适用于化脓性产褥期乳腺炎。

◎ 内托粥

【材料】 黄芪15克，党参15克，天花粉10克，玄参10克，金银花 10 克，蒲公英 10 克，薏苡仁 10 克，甘草 6 克，当归 20 克，粳米100 克，红糖适量。

【制法】 将前 9 味中药加水煎煮，去渣取汁，加入洗净的粳米煮成稀粥，调入红糖即成。

【用法】 早、晚空腹温热食。

【功效】 调理气血，兼清余热。适用于化脓性产褥期乳腺炎。

◎ 油菜粳米粥

【材料】 鲜油菜 200 克，粳米 50 克。

【制法】 鲜油菜叶洗净，切细，置锅中，加清水 500 毫升，加粳米，武火煮开 3 分钟，改文火煮 30 分钟，煮成稀粥。

【用法】 趁热食用。

【功效】 清热解毒，托里透脓。适用于化脓性产褥期乳腺炎。

◎ 山药扁豆粳米粥

【材料】 淮山药 50 克，扁豆 30 克，粳米 100 克，白糖适量。

【制法】 将淮山药、扁豆洗净，放入砂锅内，加水适量浸泡 20 分钟。用大火煮沸，改小火煮 30 分钟，加入淘洗干净的粳米，用小火煮到米烂粥成。放入白糖，调匀即可。

【用法】 趁热食用。每日 2 次。

【功效】 调理气血。适用于化脓性产褥期乳腺炎。

◎ 党参扁豆薏苡羹

【材料】 党参 20 克，扁豆 50 克，薏苡仁 100 克，白糖 20 克。

【制法】 将党参洗净，切段，冷水泡 30 分钟，放入砂锅煮沸，改用小火煎成浓缩液，去渣取汁。如上法煎取 2 次，药汁混合备用。将扁豆、薏苡仁共研成粗粉，放入砂锅，加入上述药汁及水适量，煮成稀羹。羹成后趁热加入白糖，拌匀即可食用。

【用法】 趁热食用。每日 2 次。

【功效】 调理气血。适用于化脓性产褥期乳腺炎。

◎ 黄芪枸杞粥

【材料】 生黄芪 20 克，枸杞子 30 克，粳米 100 克，白糖适量。

【制法】 生黄芪切成薄片，冷水泡 30 分钟，入砂锅煮沸，改用小火熬成浓缩液，去渣取汁。如上法煎取 2 次，药汁混合备用。将枸杞子、粳米淘洗干净，加适量水，用中火煎煮 45 分钟。倒入上述药汁，再煮 30 分钟。成粥，加入适量白糖调匀，即可食用。

【用法】 趁热食用。每日 2 次。

【功效】 调理气血。适用于化脓性产褥期乳腺炎。

药汤

◎ 苦瓜蛋汤

【材料】 苦瓜 50 克，鸭蛋 2 枚，麻油、精盐、味精各适量。

【制法】 将苦瓜洗净，切成薄片，放入大碗中，加入少量精盐，搅拌，5 分钟后再加水洗净，除去苦瓜的苦味；鸭蛋打成蛋液。锅中放水适量，大火煮沸，放入适量麻油，加入苦瓜，大火煮沸，再缓缓倒入蛋，加入适量麻油、精盐、味精调味，即可食用。

【用法】 每日 1 剂，分 2 次服。

【功效】 清热解毒。适用于瘀积性产褥期乳腺炎。

◎ 淮山药猪肉汤

【材料】 猪肉 300 克，新鲜淮山药 30 克，姜末、味精、糖、盐、麻油各适量。

【制法】 猪肉洗净，切成小块，新鲜淮山药洗净，与猪肉一起放入砂锅，加水适量。用大火煮沸，改小火煲至肉烂，放入姜末、味精、糖、盐、麻油等，调味食用。

【用法】 每日 1 剂，分 2 次服。

【功效】 清热解毒。适用于瘀积性产褥期乳腺炎。

药酒

◎ 白果仁酒

【材料】 白果仁 400 克，白酒 500 毫升。

【制法】 将白果仁研成细末备用。

【用法】 口服，每次取药末 10 克，用白酒 15 毫升冲服，每日 2 次。并且取药末 20 克，用白酒（低度）调敷患处，每日换药 1 次。

【功效】 消炎收敛。适用于化脓性产褥期乳腺炎。

◎ 蛇鹿酒

【材料】 蛇蜕 9 克，鹿角 9 克，露蜂房 9 克，黄酒适量。

【制法】 将前 3 味药共烧存性，研成细末待用。

【用法】 口服，每次取药末 3 克，放入小碗内，调入黄酒（20～30 毫升），调匀服下，每日 2 次。

【功效】 清热解毒，消肿散结。适用于瘀积性产褥期乳腺炎。

◎ 川楝子酒

【材料】 川楝子（连皮、仁）适量，红糖、黄酒各适量。

【制法】 将川楝子捣碎，晒干，炒至微黄，研为细末备用。

【用法】 口服，每次取药末 10 克，红糖 60 克，再加入黄酒 100 毫升，调匀服之，每日 1～2 次。

【功效】 清肝火，除湿热。适用于瘀积性产褥期乳腺炎。

◎ 瓜蒌酒

【材料】 全瓜蒌 30 克，黄酒 100 毫升。

【制法】 将全瓜蒌捣烂，置于瓷杯中，冲入黄酒，再将瓷杯放在有水蒸锅中，用小火蒸炖 20 分钟去渣，即可服用。

【用法】 口服，每次温服 20 毫升，每日 2 次。

【功效】 清热化痰，消肿止痛。适用于瘀积性产褥期乳腺炎。

◎ 蒲金酒

【材料】 蒲公英15克，金银花15克，黄酒200毫升。

【制法】 将前2味中药用黄酒煎至减半，过滤去渣后，候温备用。

【用法】 口服，每日1剂，早、晚各1次，并用药渣敷患处。若不愈，再依法配制再服。

【功效】 清热解毒，消肿散结。适用于瘀积性产褥期乳腺炎。

◎ 露蜂房酒

【材料】 露蜂房适量，黄酒适量。

【制法】 将露蜂房撕碎，文火焙至焦黄，研成细末备用。

【用法】 口服，每次取药末5克，用黄酒（约30毫升）温热冲服，每日5～6次。

【功效】 祛风解毒散结。适用于瘀积性产褥期乳腺炎。

◎ 漏通酒

【材料】 漏芦10克，木通10克，川贝母10克，甘草6克，黄酒250毫升。

【制法】 将上述药材用黄酒与水各250毫升，煎至减半，过滤去渣，即可服用。

【用法】 口服，上述所得药酒为1剂，每日晚饭后温服一半。

【功效】 通络散结。适用于瘀积性产褥期乳腺炎。

◎ 丝瓜络酒

【材料】 干丝瓜络20克，白酒20毫升。

【制法】 将干丝瓜络放在碗中，点火燃烧成炭，研成粉末，调入白酒，混合调匀后，即可使用。

【用法】 口服，1次顿服，不愈再服1剂。

【功效】 通经活络，清热解毒。适用于瘀积性产褥期乳腺炎。

◎ 蒲公英酒

【材料】 蒲公英 30 克，忍冬藤 30 克，酒适量。

【制法】 将蒲公英用酒煎，去滓。

【用法】 温服。

【功效】 清热解毒，消痈止痛。适用于瘀积性产褥期乳腺炎。

保健菜肴

◎ 三草红糖蛋

【材料】 夏枯草 15 克，蒲公英 15 克，益母草 20 克，鸡蛋 2 枚，红糖 50 克。

【制法】 将夏枯草、蒲公英、益母草装入纱布袋内，扎紧口，置于砂锅内，加清水适量，旺火煮沸，打入鸡蛋，加红糖，改文火煨 60 分钟即可。

【用法】 吃蛋饮汤，每日早、晚各 1 次。

【功效】 清热解毒，化瘀消肿。适用于产褥期急性乳腺炎。

◎ 苍耳炒鸡蛋

【材料】 苍耳子仁 10 粒，鸡蛋 2 枚，花生油适量，食盐适量。

【制法】 先将苍耳子仁研成细末，与鸡蛋拌匀；起热锅，倒入花生油烧至八成熟时，倒入已拌好的苍耳子仁末与鸡蛋，煎熟鸡蛋，加食盐和少量清水，煮沸即可。

【用法】 每日 2 次，将鸡蛋和苍耳子全部吃完。

【功效】 疏散风邪，化结消肿。适用于瘀积性产褥期乳腺炎。

◎ 花粉黄芪鸡

【材料】 黄芪 15 克，天花粉 9 克，升麻 9 克，鸡 1 只，食盐适量，姜适量。

【制法】 将鸡去毛及内脏，洗净，将升麻、天花粉、黄芪纳入鸡腹内，加水及食盐、生姜，炖熟至烂，去药渣不用。

【用法】 食肉饮汤，分 2 ~ 3 日食完。

【功效】 补益气血，托毒排脓。适用于化脓性产褥期乳腺炎。

◎ 公英虾肉

【材料】 虾肉 25 克，蒲公英 15 克，白芍 15 克。

【制法】 将白芍、蒲公英洗净，与虾肉同放入锅中，加水适量煮汤。

【用法】 食虾肉饮汤，每日 1 剂，分 2 次服。

【功效】 调补气血，兼清余热。适用于化脓性产褥期乳腺炎。

◎ 炒黄花菜

【材料】 黄花菜 500 克。

【制法】 黄花菜洗净，如家常菜炒。

【用法】 佐餐食用。

【功效】 清热解毒，消肿散结。适用于瘀积性产褥期乳腺炎。

◎ 丝瓜炖豆腐

【材料】 丝瓜 150 克，豆腐 100 克。姜、葱、香油各适量。

【制法】 加水适量，文火同煲 20 分钟，起锅前放入姜、葱、香油即可。

【用法】 每日 1 次。

【功效】 清热解毒，消肿散结。适用于瘀积性产褥期乳腺炎。

◎ 凉拌黄花菜

【材料】 新鲜黄花菜 200 克，卤香干 2 块，味精、糖、盐、麻油适量。

【制法】 将黄花菜择洗干净，放入沸水锅焯 1 分钟，取出过凉水后，将其切成细末。再将卤香干切成碎末后，拌入黄花菜末中，加入糖、盐、味精，淋上麻油，拌匀即可食用。

【用法】 佐餐食用。

【功效】 清热解毒，消肿散结。适用于瘀积性产褥期乳腺炎。

◎ 马兰头拌豆腐

【材料】 马兰头 50 克，鲜嫩豆腐 200 克，食盐适量。

【制法】 马兰头洗净，切细末，开水浸泡 2 分钟，捞起挤干，与豆腐一起拌匀，调味后即可食用。

【用法】 佐餐食用。

【功效】 清热解毒，透脓。适用于化脓性产褥期乳腺炎。

◎ 黄瓜拌干丝

【材料】 黄瓜 300 克，豆腐干 100 克，酱油适量，麻油适量，盐适量，味精适量，白糖适量，生姜适量。

【制法】 将黄瓜洗净后切成细丝，豆腐干切成丝。将豆腐干丝放入热油锅中炒片刻，倒入大的搪瓷碗中，加入黄瓜，放入适量的酱油、麻油、盐、味精、白糖、生姜末，拌匀即成。

【用法】 佐餐食用。

【功效】 清热解毒，消肿散结。适用于瘀积性产褥期乳腺炎。

熏洗坐浴

◎ 法 1

【组方】 蒲公英 30 克，忍冬藤 60 克。

【用法】 将上药加水 1000 毫升，浸泡煎煮 20 分钟，滤去药渣，得药 500 毫升。趁热用纱布蘸取药液，敷洗乳房患处，每日 2 次，每次 30 分钟。

◎ 法 2

【组方】 金银花 30 克，紫花地丁 30 克，大风子 30 克，泽兰 30

克，蒲公英 20 克，苦参 10 克，黄柏 10 克，连翘 10 克，牡丹皮 10 克，大黄 10 克，黑豆 10 克，荆芥 10 克，防风 10 克，白鲜皮 10 克，杏仁 10 克，甘草 10 克。

【用法】 将上药研碎，加水浸泡煎煮 20 分钟，其中大黄后下，滤去药渣，药液倒入盆内趁热熏洗乳房患处，每日 1 ~ 2 次。

◎ 法 3

【组方】 蒲公英 30 克，紫花地丁 30 克，赤小豆 30 克。

【用法】 将上药研碎，加水浸泡煎煮 20 分钟，滤取药汁，倒入盆内，敷洗乳房患处。每日 2 次，每次 20 分钟。

◎ 法 4

【组方】 葱白适量。

【用法】 将葱白切碎，放入适量开水，趁热先熏患侧乳房，温热不烫皮肤时洗浴。每日 3 ~ 5 次，每次 20 分钟。

按 摩 法

◎ 法 1

【操作方法】 轻柔按摩乳房，并配合热敷促进排乳。不得用力挤压肿块部位。

◎ 法 2

【操作方法】 按摩者用一只手在产妇乳房红肿处轻轻用揉、摩法施于乳根、天溪、食窦、屋翳、膺窗、膻中穴，约 2 分钟。再从乳根部至乳头部推进数次，然后用右手拇

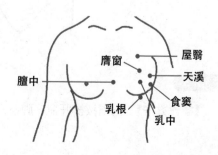

指、食指轻捻乳头，同时左手按压乳中穴，再以双手轮换轻按乳房，使乳汁流出，反复进行 3 ~ 5 次。

◎ 法 3

【操作方法】 面对产妇，将双手放在其肩井穴部位，拇指置于锁骨上窝处，其他四指并拢放在其背后，成两相夹持，采用一紧一松地提捏，由轻到重，动作和缓且连贯，使产妇有酸沉感，感觉明显时可放射至乳房。

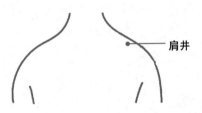

肩井

◎ 法 4

【操作方法】 拇指按揉中脘、天枢、气海穴，每穴每次 2 ~ 3 分钟。

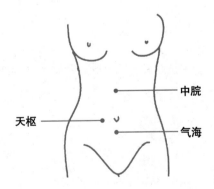

中脘

天枢

气海

◎ 法 5

【操作方法】 拇指按揉肝俞、脾俞穴各 3 分钟。

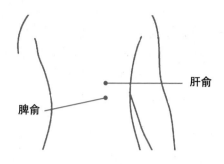

肝俞

脾俞

◎ 法 6

【操作方法】 产妇取坐位或侧卧位，充分暴露胸部。先在患侧乳房上涂上适量按摩膏，然后双手全掌由乳房四周沿乳腺管缓缓向乳头方向推抚 50 ～ 100 次。

敷 贴 法

◎ 足敷法

【组方】 生地黄、大黄各等份。

【用法】 上药烘干，研为细末，醋调成膏状，敷双足涌泉穴，用纱布包扎固定，12 ～ 24 小时换药 1 次，连用 3 ～ 4 天有效。

◎ 湿敷法

【组方】 金银花 30 克、玄参 30 克、当归 20 克，甘草 5 克，皂角刺 15 克。

【用法】 加水 600 毫升，煎至 300 毫升，去渣。将两只干净的口罩浸泡其中。温度适中后，将口罩敷盖在乳痈破口周围，每次 15 分钟，每日 1 次。

◎ 外敷法 1

【组方】 药用大黄、黄柏、山栀子、芒硝各适量，按 10:3:2:2 比例配方；黄酒适量；0.9% 生理盐水适量。

【用法】 上药研细末，每次取适量，用黄酒加 0.9% 生理盐水调和加热，涂在纱布上，外罩一层纱布，中央剪一小孔，露出乳头，每天 1换，每次用药前最好将乳汁排尽。

◎ 外敷法 2

【组方】 鲜金银花 20 克，鲜野菊花 15 克，鲜蒲公英 15 克，鲜紫花地丁 15 克。

【用法】 上药洗净，捣烂如泥，外敷红肿处。

◎ 外敷法 3

【组方】 紫荆皮 150 克，独活 90 克，白芷 30 克，赤芍 60 克，石菖蒲 45 克，蒲公英 20 克，乳香 20 克，没药 20 克，冰片 20 克，75%酒精适量，凡士林适量。

【用法】 前 9 味中药共研细末，每取适量，用 75% 酒精和凡士林各半调拌如糊，将药膏摊在敷料上，敷于患处，每日换药 1 次，5 天为1 个疗程。

◎ 外敷法 4

【组方】 仙人掌 100 克。

【用法】 仙人掌去刺洗净，捣烂如泥，外敷红肿处。

塞鼻法

◎ 法 1

【组方】 艾叶 7 片，杏仁尖 7 个，川椒 7 粒，白芷（中等大小）2片，冰片适量。

【用法】 上药分别研成细末，和匀。用白纸或纱布卷成条状，交替塞入左右鼻孔，每日换 2 次，连续吸入。

◎ 法2

【组方】　细辛 30 克，白芷 30 克，穿山甲 30 克，陈皮 30 克，生半夏 24 克，丁香 18 克。

【用法】　上药共研细末，纱布包 2～3 克，塞入产妇的对侧鼻孔中，6 小时换药 1 次。

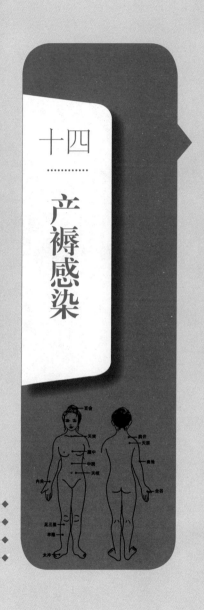

十四

产褥感染

分娩与产褥期因生殖道的创面受致病菌的感染，引起局部或全身的炎症变化，称为产褥感染。

病　因

产褥感染的病因是由于分娩降低或破坏了女性生殖器官的防御功能，从而增加了细菌侵入生殖道的机会。若产妇身体虚弱、贫血、营养不良、患慢性消耗性疾病、存在某些局部病灶及产前、产后出血等，使机体抵抗力降低，均能导致感染。感染来源有两个方面：一是内源性感染，当抵抗力下降、产道创伤、组织坏死等，均可使产妇阴道或肠道的细菌大量繁殖，使原来不致病或致病力弱的内源性细菌变成严重致病菌；二是外源性感染，如妊娠末期性交和盆浴引起细菌进入，造成感染。性交还能造成胎膜早破，进而增加感染的机会。此外，产程延长、胎膜残留、产科手术等，均易造成产褥感染。厌氧链球菌与杆菌是产褥感染中最常见的病原菌。

症　状

（1）感染邪毒　产后高热寒颤，小腹疼痛拒按，恶露量或多或少，色紫黯，有异味，心烦口渴，小便短赤，大便秘结，舌红苔黄，脉数有力。

（2）瘀热互结　产后小腹剧痛，恶露不下，秽臭，高热，便秘，舌质红，苔黄腻，脉弦数。

（3）热传营血　产后高热汗出，烦躁失眠，斑疹隐隐，舌红绛，苔黄燥，脉弦细数。

（4）热入心包　壮热不退，神昏谵语，甚至昏迷，面色苍白，四肢厥冷，舌质红绛，脉微而数。

预　防

（1）加强孕期保健：积极治疗孕期并发症，避免贫血。加强营养，注意孕期卫生，防止感染。

（2）分娩期处理：产房及接生用具严格消毒、接生者严格无菌操作、临产后肛诊或阴道检查次数应控制在5次内，认真观察产程、避免产程延长和产后出血。

（3）抗生素的预防性应用：近年来产科医生对产褥期感染的研究越来越重视，提出了产前与剖宫产围手术期预防性应用抗生素的必要性。

①凡胎膜早破超过12小时，分娩前应常规予以抗生素预防感染。

②产程时间较长、临产后肛查或阴道检查次数太多，或有产后出血、人工剥离胎盘、阴道助产者，产后应给予抗生素应用。

③已知剖宫产术后感染率高于阴道分娩者，因此应预防性使用抗菌药物。青霉素类或头孢菌素类都是预防性用药的最佳选择。

调　养

中药方剂

◎ 牛黄清心丸

【材料】　牛黄0.75克，朱砂4.5克，黄连15克，黄芩9克，山栀子9克，郁金6克。

【制法】　上药全部研细末，炼蜜为丸，每丸重1.5克。

【用法】　每次2丸，每日2～3次，温开水化服。

【功效】 清热解毒，开窍安神。适用于产褥感染，热入心包。

◎ **地丁败酱汤**

【材料】 紫花地丁 30 克，蒲公英 30 克，败酱草 30 克。

【制法】 先将上药加适量水煎煮，连煎 2 次，去渣取汁，将 2 次药汁合并。

【用法】 每日 2 次，温热服，每次 200 毫升。

【功效】 清热解毒，凉血化瘀。适用于产褥感染邪毒。

◎ **加味清营汤**

【材料】 犀角（水牛角代，先煎）3 ~ 5 克，生地黄 15 ~ 30 克，玄参 10 ~ 15 克，麦冬 10 ~ 15 克，金银花 10 ~ 15 克，牡丹皮 10 ~ 15 克，丹参 10 ~ 15 克，连翘 10 克，黄连 10 克，竹叶 10 克，紫花地丁 30 克，蒲公英 30 克，山栀子 12 克。

【制法】 上药加适量水煎煮，连煎 2 次，去渣取汁，将 2 次药汁合并。

【用法】 每日 1 剂。早、晚各 1 次，温热口服。

【功效】 清营泄热。适用于产褥感染邪毒，热传营血。

◎ **四五消毒饮**

【材料】 金银花 30 克，野菊花 30 克，蒲公英 30 克，紫花地丁 30 克，天葵子 15 克，熟地黄 10 克，当归 10 克，白芍 10 克，川芎 6 克。

【制法】 上药加适量水煎煮，连煎 2 次，去渣取汁，将 2 次药汁合并。

【用法】 每日 1 剂。早、晚各 1 次，温热口服。

【功效】 清热解毒补血。适用于产褥感染邪毒发热。

◎ **解毒退热方**

【材料】 金银花 20 克，蒲公英 20 克，紫花地丁 20 克，连翘 15

克，牛蒡子 15 克，黄芩 15 克，生地黄 15 克，黄柏 10 克，当归 10 克，黄连 6 克。

【制法】 上药加适量水煎煮，连煎 2 次，去渣取汁，将 2 次药汁合并。

【用法】 每日 1 剂。早、晚各 1 次，温热口服。

【功效】 清热解毒，利湿退热。适用于产褥感染邪毒。

◎ 加味荆防败毒汤

【材料】 荆芥 30 克，柴胡 15 克，黄芪 15 克，防风 10 克，薄荷 10 克，当归 10 克，陈皮 10 克，白芍 10 克，党参 12 克。

【制法】 上药加适量水煎煮，连煎 2 次，去渣取汁，将 2 次药汁合并。

【用法】 每日 1 剂。早、晚各 1 次，温热口服。

【功效】 发汗解毒，益气活血，解毒退热。适用于产褥感染邪毒高热。

◎ 加减小柴胡汤

【材料】 柴胡 9 克，黄芩 9 克，法半夏 9 克，人参 6 克，炙甘草 6 克，大枣 10 枚。

【制法】 上药加适量水煎煮，连煎 2 次，去渣取汁，将 2 次药汁合并。

【用法】 每日 1 剂。早、晚各 1 次，温热口服。

【功效】 清热利湿，和解少阳。适用于产褥感染邪毒，邪入少阳，寒热往来。

◎ 桂枝柴胡汤

【材料】 桂枝 9 克，白芍 9 克，柴胡 9 克，黄芩 9 克，半夏 9 克，白术 9 克，生姜 2 片，甘草 3 克。

【制法】 上药加适量水煎煮，连煎 2 次，去渣取汁，将 2 次药汁

合并。

【用法】 每日 1 剂。早、晚各 1 次，温热口服。

【功效】 调和营卫，平调阴阳。适用于产褥感染邪毒发热。

◎ 清透活血汤

【材料】 石膏 30 ~ 40 克，薏苡仁 20 克，知母 10 克，竹叶 10 克，连翘 10 克，川芎 10 克，当归 12 克，苍术 15 克，桃仁 15 克，山楂 15 克，甘草 5 克。

【制法】 上药加适量水煎煮，连煎 2 次，去渣取汁，将 2 次药汁合并。

【用法】 每日 1 剂。早、晚各 1 次，温热口服。

【功效】 宣泄清透，活血行瘀。适用于产褥感染，瘀热互结。

◎ 银翘生化汤

【材料】 桃仁 9 克，川芎 9 克，贯众 9 克，当归 15 克，连翘 15 克，丹参 15 克，炮姜 6 克，炙甘草 6 克，益母草 30 克，金银花 30 克，牡丹皮 12 克。

【制法】 上药加适量水煎煮，连煎 2 次，去渣取汁，将 2 次药汁合并。

【用法】 每日 1 剂。早、晚各 1 次，温热口服。

【功效】 活血化瘀。适用于产褥感染，瘀热互结。

◎ 牡丹皮栀子汤

【材料】 牡丹皮 10 克，山栀子 10 克，紫草 15 克。

【制法】 上药加适量水煎煮，连煎 2 次，去渣取汁，将 2 次药汁合并。

【用法】 每日 1 剂。早、晚各 1 次，温热口服。

【功效】 清热凉血。适用于产褥感染，热传营血。

◎ 水牛角地黄汤

【材料】 水牛角 30 克，生地黄 30 克。

【制法】 上药加适量水煎煮，连煎 2 次，去渣取汁，将 2 次药汁合并。

【用法】 每日 1 剂。早、晚各 1 次，温热口服。

【功效】 清热凉血。适用于产褥感染，热传营血。

◎ 公英益母汤

【材料】 蒲公英 30 克，益母草 30 克，败酱草 30 克。

【制法】 上药加适量水煎煮，连煎 2 次，去渣取汁，将 2 次药汁合并。

【用法】 每日 1 剂。早、晚各 1 次，温热口服。

【功效】 清热解毒，活血化瘀。适用于产褥感染，瘀热互结。

◎ 清热透营汤

【材料】 金银花 15 克，连翘 15 克，紫花地丁 15 克，生地黄 15 克，玄参 15 克，丹参 15 克，牡丹皮 15 克，赤芍 15 克，甘草 3 克。

【制法】 上药加适量水煎煮，连煎 2 次，去渣取汁，将 2 次药汁合并。

【用法】 每日 1 剂。早、晚各 1 次，温热口服。

【功效】 清热透营。适用于产褥感染，热传营血。

◎ 栀子郁金汤

【材料】 山栀子 15 克，郁金 15 克，连翘 15 克。

【制法】 上药加适量水煎煮，连煎 2 次，去渣取汁，将 2 次药汁合并。

【用法】 每日 1 剂，分 2 次服。

【功效】 清热解毒开窍。适用于产褥感染，热入心包。

◎ 银桃消瘀汤

【材料】 金银花 15 克，连翘 15 克，丹参 15 克，益母草 15 克，当归尾 12 克，土牛膝 12 克，牡丹皮 12 克，桃仁 9 克，乳香 9 克，红花 6 克，甘草 3 克。

【制法】 上药加适量水煎煮，连煎 2 次，去渣取汁，将 2 次药汁合并。

【用法】 每日 1 剂。早、晚各 1 次，温热口服。

【功效】 活血化瘀，清热解毒。适用于产褥感染，瘀热互结。

◎ 化瘀清热方

【材料】 当归 9 克，桃仁 9 克，红花 9 克，川芎 9 克，麦冬 9 克，玄参 9 克，赤芍 9 克，柴胡 9 克，益母草 12 克。

【制法】 上药加适量水煎煮，连煎 2 次，去渣取汁，将 2 次药汁合并。

【用法】 每日 1 剂。早、晚各 1 次，温热口服。

【功效】 化瘀清热。适用于产褥感染，瘀热互结。

◎ 大黄牡丹皮散

【材料】 大黄、牡丹皮各适量。

【制法】 上药共研细末备用。

【用法】 每次 3 克，每日 2 次，红糖水冲服。

【功效】 清热泻火，凉血化瘀。适用于产褥感染，瘀热互结。

药茶

◎ 金银花饮

【材料】 金银花 10 克，山楂 10 克，菊花 10 克，蜂蜜 15 ~ 30 克。

【制法】 前 3 味用清水共煎取药汁约 1 碗，再加入蜂蜜和匀。

【用法】 缓缓饮用。

【功效】 清热解毒。适用于产褥感染邪毒。

◎ 二鲜三花饮

【材料】 鲜竹叶 30 克，鲜荷梗 30 克，北沙参 30 克，绿豆 30 克，丝瓜花 20 朵，扁豆花 20 朵，南瓜花 5 朵。

【制法】 上药用水洗净，将绿豆、北沙参入砂锅，加水共煮，等到绿豆皮开后，再入其他各味，煎半小时左右，去渣取汁。

【用法】 代茶饮，每日 1 剂。

【功效】 清热解毒。适用于产褥感染邪毒。

◎ 荷叶益母草饮

【材料】 荷叶 30 克，益母草 30 克。

【制法】 上药加适量水煎煮，连煎 2 次，去渣取汁，将 2 次药汁合并。

【用法】 每日 1 剂，分 2 次服。

【功效】 化瘀清热。适用于产褥感染，瘀热互结。

◎ 红花银花茶

【材料】 红花 6 克，金银花 30 克，大黄 3 克，红糖适量。

【制法】 上药放入杯中，加沸水浸泡 10 分钟后即成。

【用法】 每日 1 剂，分 2 次服。

【功效】 清热泻火，活血化瘀。适用于产褥感染，瘀热互结。

◎ 三生汁

【材料】 生地黄 100 克，生藕 100 克，生麦冬 100 克。

【制法】 上药洗净，榨取药汁。

【用法】 每次 50 毫升，饮服，每日 3 次。

【功效】 清热滋阴凉血。适用于产褥感染，热传营血。

药粥

◎ 解毒活血粥

【材料】 连翘 12 克,生地黄 12 克,赤芍 12 克,葛根 9 克,柴胡 9 克,枳壳 9 克,甘草 9 克,桃仁 10 克,红花 10 克,金银花 15 克,益母草 15 克,石膏 30 克,粳米 100 克,白糖适量。

【制法】 将前 12 味中药加水煎煮,去渣取汁,加入洗净的粳米中煮粥,粥成后调入白糖调味。

【用法】 每日 1 剂,分 2 次温热食。

【功效】 清热解毒,凉血化瘀。适用于产褥感染邪毒。

◎ 解毒退热粥

【材料】 金银花 10 克,黄柏 10 克,当归 10 克,蒲公英 15 克,紫花地丁 15 克,连翘 15 克,黄芩 15 克,生地黄 15 克,黄连 3 克,甘草 3 克,粳米 100 克,白糖适量。

【制法】 将前 10 味中药加水煎煮,去渣取汁,放入粳米煮粥,粥成后调入白糖调味。

【用法】 每日早、晚各 1 次,温热食。

【功效】 清热解毒,利湿退热。适用于产褥感染邪毒而致高热寒颤等。

◎ 清宫粥

【材料】 麦冬 10 克,莲子心 10 克,水牛角 10 克,竹叶卷心 30 克,粳米 100 克。

【制法】 将莲子心、竹叶卷心、麦冬洗净,加水共煎,去渣取汁,和粳米一同煮为稀粥,粥成时将水牛角锉细末调和均匀。

【用法】 缓缓喂服。

【功效】 清心开窍。适用于热陷心包型产褥感染。

◎ 益母草丹参粥

【材料】 益母草 15 克，丹参 15 克，生地黄 10 克，当归 10 克，大黄 6 克，芒硝 6 克，粳米 100 克，白糖适量。

【制法】 将前 5 味中药加水煎煮，去渣取汁，加入洗净的粳米同煮，粥成后放入芒硝和白糖溶化。

【用法】 每日 1 剂，早、晚温热食。

【功效】 凉血逐瘀，清热泻下。适用于产褥感染，瘀热互结。

◎ 清热活血粥

【材料】 石膏 30 克，薏苡仁 20 克，知母 10 克，竹叶 10 克，连翘 10 克，川芎 10 克，当归 10 克，红花 10 克，山栀子 10 克，苍术 15 克，桃仁 15 克，山楂 15 克，大黄 8 克，甘草 5 克，粳米 100 克，白糖适量。

【制法】 将前 14 味中药放入砂锅中，加适量水煎煮，去渣取汁，放入洗净的粳米煮粥，粥成后调入白糖。

【用法】 每日 1 剂，早、晚各食 1 次。

【功效】 宣泄清热，活血行瘀。适用于瘀热互结型产褥感染。

◎ 加味柴胡粥

【材料】 柴胡 9 克，黄芩 9 克，法半夏 9 克，党参 6 克，甘草 6 克，桃仁 6 克，益母草 6 克，川芎 10 克，大黄 8 克，粳米 100 克，白糖适量。

【制法】 将前 9 味中药加水煎煮，去渣取汁，放入洗净的粳米煮粥，粥成后调入白糖。

【用法】 每日早、晚空腹温热食。

【功效】 和解退热，活血祛瘀。适用于产褥感染，瘀热互结。

◎ 芩连半枳粥

【材料】 半夏 9 克，黄芩 9 克，枳实 9 克，厚朴 9 克，陈皮 9 克，杏仁 9 克，郁金 9 克，黄连 6 克，当归 15 克，赤芍 15 克，益母草 15 克，粳米 100 克，白糖适量。

【制法】 将前 11 味中药加水煎煮，去渣取汁，放入洗净的粳米煮粥，粥成后调入白糖即可。

【用法】 每日早、晚空腹温热食。

【功效】 清热除湿，活血祛瘀。适用于产褥感染，瘀热互结。

◎ 金银花粥

【材料】 金银花 30 克，鱼腥草 30 克，芦根 30 克，益母草 15 克，粳米 50 克，白糖适量。

【制法】 将前 4 味中药加水煎煮，去渣取汁，加入洗净的粳米煮粥，粥成后调入白糖调味。

【用法】 每日 1 剂，温热食。

【功效】 清热解毒，活血化瘀。适用于产褥感染邪毒而致高热寒颤，恶露量少而紫黯等。

◎ 化斑粥

【材料】 生石膏 30 ~ 60 克，玄参 10 克，水牛角 10 克，鲜荷叶半张，绿豆 30 克，粳米 100 克。

【制法】 先将玄参、荷叶洗净，和石膏加水共煎，去渣取汁。将药汁与粳米、绿豆一同煮为稀粥。将水牛角锉成细末，调粥中。

【用法】 每日 2 ~ 3 次，温热食。

【功效】 清热凉血解毒。适用于产褥感染，热在营血，热盛动血。

◎ 水牛角花生衣粥

【材料】 水牛角 6 克，花生衣 15 克，粳米 100 克。

【制法】 先将水牛角、花生衣分别磨为细粉备用；然后将粳米洗净，加水适量煮成稀粥，再入水牛角和花生衣粉，调匀，稍煮二三沸即成。

【用法】 每日 1 剂，温热食。

【功效】 泻火解毒，凉血止血。适用于产褥感染邪毒。

药汤

◎ 公英地丁绿豆汤

【材料】 蒲公英 30 克，紫花地丁 30 克，绿豆 60 克。

【制法】 将蒲公英与紫花地丁洗净切碎，入锅中加水煎煮，去渣取汁 1 大碗，放入绿豆共炖至熟即成。

【用法】 吃豆饮汤，每日 1 剂，连服 5 ~ 7 日。

【功效】 清热解毒，凉血化瘀。适用于产褥感染，邪毒发热。

保健菜肴

◎ 枸杞鲤鱼汤

【材料】 鲤鱼 500 克，豆腐 200 克，莴笋半根，枸杞子 15 克，姜片适量，盐适量。

【制法】 将鲤鱼去鳃和鳞，处理干净后切段，备用。将豆腐切成块状，莴笋去皮，洗净后切块。锅内倒油烧热、下入鲤鱼段，煎到鱼表皮稍变黄后注入足量清水，再下入枸杞子、豆腐块、姜片，用大火煮约 10 分钟，改为中火，放入莴笋块煮约 10 分钟，最后加入适量盐调味即可。

【用法】 佐餐食用。

【功效】 调养气血。适用于产褥感染。

◎ 三妙鹌鹑汤

【材料】 肥嫩鹌鹑 1 只，薏苡仁 30 克，黄柏 12 克，苍术 6 克，盐适量。

【制法】 将鹌鹑去毛，薏苡仁炒至微黄，去火气，诸料加清水，用大火煮沸后，改用小火煲 2 小时，汤成后去药渣，调味即可。

【用法】 喝汤吃肉。

【功效】 清热解毒利湿，适用于湿热下注型产褥感染。

熏洗法

【组方】 苍术 30 克，大青叶 30 克，黄柏 9 克。

【用法】 将上药加适量水煎煮，去渣取汁 2000 毫升。用药液熏洗会阴，每日 2 次，连用 3 日为 1 个疗程。

敷 贴 法

【组方】 生大黄 1 份，芒硝 4 份。

【用法】 将上药分别研为细末后混匀，放入 6 厘米 × 5 厘米大小的两个软布袋中，封好袋口。先将 1 个药袋敷在会阴侧切伤口硬结处，用吊带固定，等到袋内药面形成硬块时更换另一药袋，两个药袋交替使用。

十五

产后排尿
异常

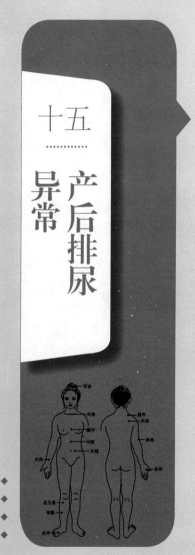

病因

症状

预防

调养

产褥期出现排尿障碍，小便不通，或小便频数、失禁，或小便淋痛，统称为产后排尿异常。又可分别称为产后小便难、产后小便数、产后尿失禁、产后淋病等。

产后排尿异常中，以小便不通为主症者，西医学称为"产后尿潴留"，多发于初产妇，正常分娩后，但以滞产及剖宫产术后为多见。以小便频数，甚至小便失禁为主症者，西医学称为"产后尿失禁"，或与泌尿生殖瘘相似。以小便淋痛为主症者，则多属于泌尿系感染。

病　因

（1）膀胱、尿道因生产而受伤、水肿，产妇无法感觉到膀胱充盈。

（2）会阴伤口疼痛及腹内压减少，造成产后小便困难或解不干净的感觉。

症　状

本病可以分为几种类型，症状如下：

（1）气虚　产后小便不通，小腹急胀，或小便频繁，甚至失禁，面色无华，神疲气短，懒言语细，四肢无力，食欲不振，舌淡苔白，脉细弱。

（2）肾虚　产后小便不通，小腹胀急而痛，或尿急频而欲解不能，或小便频数，日夜数十次之多，或小便失禁，或夜间遗尿，舌淡少苔或薄润，脉沉细而迟。

（3）**湿热蕴结** 产后尿意频数，尿道灼热涩痛，或小便艰涩不通，尿黄，可兼见外阴伤口愈合不良。口干苦，胸闷，纳呆，大便不畅，舌红苔黄腻，脉数。

（4）**膀胱损伤** 多因产时不慎，损伤膀胱，而出现小便失约或自遗，或排尿淋漓夹血丝，面色苍白无华，表情痛苦，舌淡苔白，脉虚弱。

预　防

（1）分娩后，鼓励产妇尽早下床活动，多饮水。

（2）产后 4～6 小时内帮助产妇解出第一次小便。

（3）对第一次小便难解者，可以采取条件反射法，在产妇面前用水壶从高处倒水，让其听水声从而产生便意。

（4）用温开水冲洗外阴和尿道口，防止尿路感染。

（5）产妇应保持心情舒畅，尽量避免各种不良的精神刺激和情绪波动，消除紧张的心理和焦躁的情绪。

调　养

中药方剂

◎ 春泽利尿膏

【材料】　生黄芪 200 克，党参 120 克，白芍 120 克，茯苓 120 克，猪苓 120 克，白术 120 克，桑白皮 80 克，陈皮 80 克，桂枝 40 克，柴胡 30 克，升麻 30 克，蜂蜜适量。

【制法】　将前 11 味中药加水煎煮 2 次，每次 2 小时，去渣取汁，再入锅中，加热浓缩为清膏，加入蜂蜜收膏。装入干净的广口瓶中备用。

【用法】　每次 10 克，每日 2 次。

【功效】 化气利水。适用于气虚型产后排尿无力。

◎ 六磨利尿膏

【材料】 沉香 50 克，木香 50 克，乌药 50 克，槟榔 100 克，枳实 100 克，大黄 60 克，柴胡 30 克，当归 50 克，石苇 80 克，冬葵子 80 克，滑石 120 克（包煎），蜂蜜适量。

【制法】 将前 11 味中药加水煎煮 2 次，每次 2 小时，去渣取汁。再入锅中，加热浓缩为清膏，加入蜂蜜收膏。装入干净的广口瓶中备用。

【用法】 每次 10 克，每日 2 次。

【功效】 通利小便。适用于气虚型产后排尿异常。

◎ 五淋散

【材料】 黑栀子 10 克，赤茯苓 15 克，当归 15 克，白芍 15 克，甘草梢 10 克，车前子（包煎）10 克，生地黄 15 克，泽泻 15 克，滑石（包煎）10 克，木香 6 克，黄芩 10 克。

【制法】 上药加适量水煎煮，连煎 2 次，去渣取汁，将 2 次药汁合并。

【用法】 每日 1 剂。早、晚各 1 次，温热口服。

【功效】 清热，除湿，利尿。适用于湿热蕴结型产后排尿异常。

◎ 黄芪当归散

【材料】 人参 9 克，白术 9 克，黄芪 9 克，当归 9 克，白芍 9 克，甘草 2.4 克，生姜 3 片，大枣 5 枚，猪小肚 1 个。

【制法】 上述材料加适量水煎煮，连煎 2 次，去渣取汁，将 2 次药汁合并。

【用法】 每日 1 剂。早、晚各 1 次，温热口服。

【功效】 补气益血固脬。适用于膀胱损伤型产后排尿异常。

◎ 黄芪麦冬通草汤

【材料】 黄芪 30 克，麦冬 12 克，通草 10 克。

【制法】 上药加适量水煎煮，连煎 2 次，去渣取汁，将 2 次药汁合并。

【用法】 每日 1 剂。早、晚各 1 次，温热口服。

【功效】 益气通利。适用于气虚型产后排尿异常。

◎ 黄芪化气汤

【材料】 黄芪 30 克，桂枝 12 克，白术 10 克，猪苓 15 克，茯苓 15 克。

【制法】 上药加适量水煎煮，连煎 2 次，去渣取汁，将 2 次药汁合并。

【用法】 每日 1 剂。早、晚各 1 次，温热口服。

【功效】 益气温阳利水。适用于气虚型产后排尿异常。

◎ 温肾通利汤

【材料】 党参 12 克，黄芪 15 克，泽泻 15 克，当归 10 克，通草 10 克，生甘草 3 克，肉桂 1.8 克。

【制法】 上药加适量水煎煮，连煎 2 次，去渣取汁，将 2 次药汁合并。

【用法】 每日 1 剂。早、晚各 1 次，温热口服。

【功效】 扶正益气，温肾通利。适用于气虚型产后排尿异常。

◎ 益水饮

【材料】 人参（另煎）10 克，葛根 10 克，升麻 10 克，茯苓 10 克，黄芪 15 克，麦冬 15 克，当归 15 克，甘草 5 克，生地黄 12 克，五味子 6 克。

【制法】 上药加适量水煎煮，连煎 2 次，去渣取汁，将 2 次药汁合并。

【用法】 每日1剂。早、晚各1次，温热口服。

【功效】 补气养阴，生津止渴。适用于气虚型产后排尿异常。

◎ 参芪通利汤

【材料】 党参12克，黄芪12克，当归12克，泽泻12克，通草10克。

【制法】 上药加适量水煎煮，连煎2次，去渣取汁，将2次药汁合并。

【用法】 每日1剂。早、晚各1次，温热口服。

【功效】 益气通利。适用于气虚型产后排尿异常。

◎ 益气通尿汤

【材料】 炙黄芪12克，炙升麻9克，荆芥穗9克，肉桂（后下）2克，琥珀末（冲服）3克，甘草梢3克。

【制法】 上药加适量水煎煮，连煎2次，去渣取汁，将2次药汁合并。

【用法】 每日1剂。早、晚各1次，温热口服。

【功效】 益气升阳，化气利水。适用于气虚型产后排尿异常。

◎ 桂车汤

【材料】 肉桂末1.2克，车前子（包）15克，生黄芪12克，冬葵子9克。

【制法】 上药加适量水煎煮，连煎2次，去渣取汁，将2次药汁合并。

【用法】 每日1剂。早、晚各1次，温热口服。

【功效】 补气益肾，调整膀胱及三焦之气化。适用于肾虚型产后排尿异常。

◎ 桑螵蛸汤

【材料】 人参（另煎）10克，桑螵蛸10克，乌药10克，黄芪

15 ～ 30 克，鹿茸末（分冲）3 克，牡蛎（先煎）30 克，赤石脂（先煎）15 克。

【制法】　上药加适量水煎煮，连煎 2 次，去渣取汁，将 2 次药汁合并。

【用法】　每日 1 剂。早、晚各 1 次，温热口服。

【功效】　温肾固涩。适用于肾虚型产后排尿异常。

◎ 化阴煎

【材料】　生地黄 12 克，熟地黄 12 克，茯苓 10 克，泽泻 10 克，知母 10 克，黄柏 10 克，牛膝 10 克，龙胆草 10 克，车前子 15 克，绿豆 15 克。

【制法】　上药加适量水煎煮，连煎 2 次，去渣取汁，将 2 次药汁合并。

【用法】　每日 1 剂。早、晚各 1 次，温热口服。

【功效】　清热泻火，化瘀利水。适用于湿热蕴结型产后排尿异常。

◎ 补中利尿汤

【材料】　党参 15 克，炙黄芪 20 克，升麻 6 克，柴胡 6 克，通草 3 克，车前子 15 克，茯苓 15 克，乌药 9 克，肉桂 3 克，葱白 9 克。

【制法】　将上药共加水 1000 毫升左右，将药浸泡 20 分钟后煮沸，再以文火煎 40 分钟左右，取汁。药渣再加水 500 毫升，煎法同上。

【用法】　将 2 次药液合并，早、晚分 2 次空腹服下。

【功效】　补中益气利水。适用于气虚型产后排尿异常。

◎ 疏肝理气汤

【材料】　柴胡 9 克，白芍 12 克，当归身 15 克，炒白术 10 克，茯苓 15 克，炙甘草 5 克。

【制法】　将上药加水 1000 毫升左右，将药浸泡 20 分钟后煮沸，再以文火煎 40 分钟左右，取汁。药渣再加水 500 毫升，煎法同上。

【用法】　将 2 次药液合并，早、晚分 2 次空腹服下。

【功效】　疏肝理气，利尿导滞。适用于气虚型产后排尿异常。

药茶

◎ 荠菜苁蓉茶

【材料】　荠菜 250 克，肉苁蓉 20 克。

【制法】　荠菜用清水洗净，肉苁蓉洗净。上药加水 4 碗，煎至 2 碗水取汁。

【用法】　代茶饮，每次饮 1 碗，每日 2 次，连用 3 ~ 7 日。

【功效】　健脾补肾，通利小便。适用于肾虚型产后排尿异常。

◎ 玉米须冬瓜茶

【材料】　玉米须 100 克，冬瓜（去皮）250 克，白糖适量。

【制法】　上料加水 500 毫升煎煮，沸后加白糖适量调匀。

【用法】　代茶饮。

【功效】　清热利尿。适用于湿热蕴结型产后排尿异常。

◎ 车前子茶

【材料】　车前子（包煎）30 ~ 60 克。

【制法】　水煎取汁。

【用法】　代茶饮，每日 1 剂。

【功效】　清热利尿。适用于湿热蕴结型产后排尿异常。

◎ 蚕豆茶

【材料】　红茶叶 6 克，蚕豆干（连壳）50 克。

【制法】　水煎取汁。

【用法】　代茶饮，每日 1 剂。

【功效】　益气健脾，利尿消肿。适用于气虚型产后排尿不通。

◎ 苏叶枳壳木通茶

【材料】 苏叶 6 克，枳壳 6 克，川木通 6 克，陈皮 6 克。

【制法】 水煎取汁。

【用法】 代茶饮，每日 1 剂。

【功效】 利尿。适用于湿热蕴结型产后排尿不利。

◎ 导赤茶

【材料】 生地 15 克，灯心草 4 扎，淡竹叶 15 克，生甘草 5 克。

【制法】 将上 4 味药加 500 毫升水，煎汁。

【用法】 代茶饮，每日 1 次，连服 3 ～ 5 日。

【功效】 清热利尿。适用于湿热蕴结型产后排尿异常。

◎ 茅草根茶

【材料】 白茅草根 150 克，甘蔗头 3 ～ 6 个。

【制法】 白茅草根洗净，切碎；甘蔗头洗去泥沙，用刀劈成小片。将白茅草根、甘蔗头放入大砂锅内，加水 2000 毫升，大火煮沸后，改用小火煮 20 分钟。放冷后，用双层纱布过滤，然后放入冰箱作凉茶。

【用法】 代茶饮，每日 3 ～ 5 次，连用 3 ～ 5 日，宜频饮。

【功效】 清热凉血，利尿通淋。适用于湿热蕴结型产后排尿异常。

◎ 黄芪甘草茶

【材料】 生黄芪 120 克，甘草梢 24 克。

【制法】 水煎取汁。

【用法】 代茶饮，每日 1 剂。

【功效】 益气利尿。适用于气虚型产后排尿不畅。

◎ 黄芪麦冬通草茶

【材料】 黄芪 12 克，麦冬 10 克，通草 5 克。

【制法】 水煎取汁。

【用法】 代茶饮，每日 1 剂。

【功效】 补气行水。适用于气虚型产后排尿不通。

药粥

◎ 桑螵蛸粥

【材料】 鹿茸 3 克，人参 10 克，黄芪 10 克，厚朴 9 克，煅牡蛎 30 克（先煎），桑螵蛸 12 克，赤石脂 12 克，粳米 100 克，适量红糖。

【制法】 将前 7 味中药水煎，去渣取汁，加入洗净的粳米，同煮成粥，入红糖适量调味。

【用法】 早、晚餐温热食用。

【功效】 补肾固胬。适用于肾虚引起的产后小便频数，不能自控。

◎ 益气利水粥

【材料】 黄芪 15 克，升麻 5 克，通草 5 克，桂枝 5 克，党参 12 克，车前草 12 克，益母草 12 克，当归 12 克，乌药 10 克，泽泻 10 克，焦谷芽 10 克，白术 10 克，粳米 100 克，红糖适量。

【制法】 将前 12 味中药水煎，取汁，复煎 1 次。2 次药液合并，分成 2 份。早、晚各取药汁 1 份，加入洗净的粳米煮粥。粥成后调入红糖。

【用法】 早、晚空腹温热食用。

【功效】 补中益气，通利小便。适用于气虚型产后排尿异常。

◎ 加味四君粥

【材料】 人参 3 克，白术 3 克，白茯苓 3 克，麦冬 3 克，炙甘草 3 克，车前子 3 克，桂心 1.5 克，粳米 100 克，红糖适量。

【制法】 将前 7 味中药放入砂锅内，水煎，取汁去渣，加入洗净的粳米煮成粥，入少量红糖调味即成。

【用法】 每日 1 次，空腹食用。

【功效】 补气，利水。适用于气虚型产后排尿异常。

◎ 羊肾粥

【材料】 羊肾 1 对，粳米 100 克。

【制法】 将羊肾洗净，去白筋；粳米淘洗干净。将羊肾、粳米同入砂锅，加水 3 碗，煮粥。粥成后加入精盐调味即成。

【用法】 每日 1 次，连用 5～7 日。

【功效】 补肾壮阳。适用于肾虚型产后排尿异常。

◎ 大麻仁粥

【材料】 大麻仁 10 克，粳米 50 克。

【制法】 将大麻仁捣烂滤汁，与粳米煮粥。

【用法】 早、晚餐食用。

【功效】 润肠通淋，活血通便。适用于产后排尿不利。

◎ 双花泥鳅粥

【材料】 玫瑰花 15 克，郁金花 15 克，粳米 100 克，泥鳅 2 条，食盐适量。

【制法】 将泥鳅洗净，去内脏及头，切成小段，与淘洗干净的粳米同入锅中，加水慢熬 90 分钟。再加入玫瑰花和郁金花，煮 20 分钟。加入少量食盐调味即可食用。

【用法】 每日 1 次，连服 7 天。

【功效】 理气行滞，通利小便。适用于产后排尿异常。

◎ 郁金花粥

【材料】 郁金花 15 克，车前草 20 克，粳米 100 克，白糖适量。

【制法】 将郁金花、车前草用冷水泡 30 分钟，入砂锅煮沸，改用小火煎成浓缩液，取汁。再加冷水如上法煎取二液，去渣。2 次煎液合并，分成 2 份。

【用法】 每日早、晚用煎液同粳米煮成稀粥，加入白糖煮沸服用。

【功效】 理气行滞，通利小便。适用于产后排尿异常。

◎ 枸杞粥

【材料】 枸杞叶 30 克，枸杞子 20 克，粳米 50 克，白糖适量。

【制法】 枸杞叶用水洗净后，略泡；枸杞子去杂质，泡发。粳米、枸杞叶加水 600 毫升，如常法煮粥。半熟时加入枸杞子，熟后略加白糖调匀。

【用法】 早、晚各食用 1 次。

【功效】 补肾滋阴。适用于肾虚型产后排尿异常。

◎ 加味补中益气粥

【材料】 党参 9 克，白术 9 克，北黄芪 9 克，茯苓 9 克，炙升麻 3 克，炙柴胡 3 克，当归 15 克，金樱子 15 克，益智仁 15 克，炙甘草 6 克，陈皮 6 克，粳米 100 克，红糖适量。

【制法】 将前 11 味药加适量水煎煮，去渣取汁，加入洗净的粳米一同煮粥，入红糖调味。

【用法】 每日 1 剂，空腹温热服食。

【功效】 益气固涩。适用于气虚型产后排尿异常。

◎ 完胞粥

【材料】 白术 9 克，人参 9 克，白芍 9 克，苍术 9 克，车前子 9 克，黑荆芥 9 克，柴胡 9 克，淮山药 12 克，陈皮 6 克，粳米 100 克，红糖适量。

【制法】 将前 9 味中药加适量水煎煮，去渣取汁，加入洗净的粳米一同煮粥，入红糖调味。

【用法】 每日 1 剂，早、晚空腹食。

【功效】 补气固脬。适用于膀胱损伤型产后排尿异常。

药汤

◎ 冬瓜瘦肉汤

【材料】 鲜荷叶 2 块，冬瓜 500 克，猪瘦肉 200 克。

【制法】 荷叶用清水洗净；冬瓜洗净后，连皮切成块；猪瘦肉洗净后，切成块。将所有材料一起放入汤煲，加6碗清水，煲2小时，加盐调味后即可食用。

【用法】 佐餐食用，每日1剂，连用3～5日。

【功效】 清暑祛湿，通利小便。适用于湿热蕴结型产后排尿异常。

◎ 芪归白及猪小肚汤

【材料】 黄芪30克，当归头15克，白及15克，猪小肚1个，大枣15克，精盐适量。

【制法】 将猪小肚用粗盐擦洗净，用沸水烫5分钟；其余用料洗净，大枣去核。将全部用料放入锅内，加清水适量，大火煮沸后，改小火再煮2小时，加精盐调味。

【用法】 佐餐食用，1天之内服完。

【功效】 补气固脬。适用于膀胱损伤引起的产后小便自遗，淋漓不断。

【禁忌】 湿热下注者忌用。

◎ 黄芪猪肠汤

【材料】 黄芪60克，猪小肠1尺（长约33厘米），黑豆30克，赤小豆30克。

【制法】 黑豆、赤小豆洗净，装入猪肠。用清水将猪肠、黄芪同炖至熟，去药渣。

【用法】 吃肠及豆，喝汤。

【功效】 补肺益肾。适用于气虚型产后排尿异常。

◎ 黄芪鲤鱼汤

【材料】 生黄芪60克，大鲤鱼1尾。

【制法】 将黄芪切片；鲤鱼去鳃及内脏。然后将黄芪、鲤鱼放入锅中，加水煮熟。

【用法】 吃肉，喝汤，1日分数次服完。

【功效】 补气利尿。适用于气虚型产后排尿异常。

◎ 参苓白术猪肚汤

【材料】 党参 30 克，茯苓 15 克，白术 15 克，通草 15 克，猪肚 150 克，生姜 15 克，精盐适量。

【制法】 将猪肚洗净，切块；其余用料洗净，将全部用料放入锅内，加清水适量，小火煮 2 小时，加精盐调味。

【用法】 随意饮服。

【功效】 补脾益气通尿。适用于气虚型产后排尿异常。

【禁忌】 湿热下注者忌用。阴虚内热或津液亏耗燥渴者不宜服。

◎ 黄芪水鸭汤

【材料】 水鸭 250 克，黄芪 12 克，炙升麻 9 克，荆芥穗 9 克，琥珀末（冲服）3 克，甘草梢 3 克，肉桂 2 克，生姜适量，葱适量。

【制法】 将水鸭切块，放入锅中；再将诸药（琥珀末除外）放入纱布袋中，口扎紧，放入水鸭锅中，加适量清水炖汤，至鸭肉熟烂，去药袋，入生姜、葱等调味。

【用法】 吃鸭肉，饮汤，并冲服琥珀末。

【功效】 益气升阳，化气利水。适用于气虚型产后排尿异常。

◎ 益智仁猪脬汤

【材料】 益智仁 30 克，桑螵蛸 15 克，猪尿脬（膀胱）1 个，食盐适量。

【制法】 将益智仁、桑螵蛸洗净，用纱布包好，和洗净的猪尿脬一同放入砂锅内炖熟，弃药包，调入食盐即可。

【用法】 每日 1 剂，食猪脬饮汤。

【功效】 益气固脬。适用于膀胱损伤型产后排尿异常。

◎ 白及凤凰衣汤

【材料】 白及 10 克，凤凰衣 10 克，桑螵蛸 10 克，猪尿脬 1 个。

【制法】 将猪尿脬洗净，余药入内，封口，煮烂即成。

【用法】 每日 1 剂，温热服。

【功效】 益气固脬。适用于膀胱损伤型产后排尿异常。

◎ 麻雀菟丝枸杞汤

【材料】 麻雀 2 只，菟丝子 15 克，枸杞子 15 克。

【制法】 将菟丝子、枸杞子洗净，装入纱布袋中，扎紧口；麻雀去毛和内脏，洗净，与前 2 味药加水同煮熟烂，去药袋不用。

【用法】 食肉饮汤。

【功效】 温补肾阳。适用于肾虚型产后排尿异常。

◎ 黄芪当归猪脬汤

【材料】 黄芪 9 克，当归 9 克，人参 9 克，白术 9 克，白芍 9 克，炙甘草 3 克，生姜 3 片，大枣 5 枚，猪尿脬 1 个，猪肉 150 克，食盐适量。

【制法】 前 8 味中药加适量水煎煮，去渣取汁。然后与洗净的猪尿脬、猪肉一同放入砂锅内，加适量水煎煮，肉熟为止，放调味品即可。

【用法】 每日 1 剂，温热食用。

【功效】 补气固脬。适用于膀胱损伤型产后排尿异常。

◎ 鲤鱼子苁蓉汤

【材料】 鲤鱼子 500 克，肉苁蓉 30 克，巴戟天 30 克，怀山药 60 克，生姜 8 克，精盐适量。

【制法】 将鲤鱼剖开取鱼卵洗净，与洗净的肉苁蓉、巴戟天、淮山药、生姜一同放入砂锅内，加适量的水，用大火煮沸后转用小火炖 2 小时，加精盐调味即成。

【用法】 佐餐食用。

【功效】 补肾益精。适用于肾虚型产后排尿异常、小便淋沥不止。

【禁忌】 阴亏火旺者不宜服用。

药酒

◎ 仙茅益智酒

【材料】 仙茅 30 克，怀山药 30 克，益智仁 20 克，米酒（或白酒）1000 毫升。

【制法】 将前 3 味中药共研为粗末，放入容器中，加入米酒（或白酒），密封浸泡 10 日后，过滤去渣即可。

【用法】 口服，每次 15 ~ 30 毫升，每日 2 ~ 3 次，或不拘时，适量饮用。

【功效】 补肾固涩，缩尿止遗。适用于肾虚型产后排尿异常。

◎ 地骨皮萆薢酒

【材料】 地骨皮 90 克，炙萆薢 50 克，炙杜仲 50 克，米酒 1000 毫升。

【制法】 将前 3 药捣成粗末，放入干净酒坛中，加米酒搅拌均匀，加盖密封，放阴凉处，每天需摇动数下，以助于有效成分溶出，浸泡 7 ~ 10 天，启封后过滤，除去药渣，澄清装瓶即可。

【用法】 口服，不拘时，适量饮用，常令有酒气相续，勿醉。

【功效】 利湿祛风，补肝益肾。适用于湿热蕴结型产后排尿异常。

保健菜肴

◎ 巴戟核桃炖猪腰

【材料】 巴戟天 24 克，核桃肉 30 克，猪腰 1 对（重约 150 克），精盐适量。

【制法】 将猪腰洗净，切开去脂膜，切片；其他用料洗净。将全部用料放入炖盅，加开水适量，炖盅加盖，小火隔开水炖 2 小时，加精盐调味即可。

【用法】 随意食用。

【功效】 补肾温阳，化气行水。适用于肾虚型产后排尿异常。

【禁忌】 阴虚内热者忌用，痰热咳嗽或脾虚便溏者不宜服用。

◎ 鲤鱼鳞酥

【材料】 鲤鱼鳞 50 克，植物油、生姜、醋、精盐各适量。

【制法】 鲤鱼鳞用植物油炸酥，加生姜、醋、精盐。

【用法】 佐餐食用。

【功效】 补气固脬。适用于膀胱损伤型产后小便自遗。

◎ 肉桂炒腰花

【材料】 猪腰 1 对，肉桂 3 克，精盐、酱油、生粉、白糖各适量。

【制法】 将猪腰洗净，剖开，去白膜，切成薄片，用精盐、酱油、生粉、白糖拌匀，腌制 10 分钟；肉桂研成细末。起油锅，下猪腰炒香，入清水适量，加盖煮至刚熟，再下肉桂末，炒匀即可。

【用法】 随餐食用。

【功效】 补肾祛寒止痛。适用于肾虚型产后排尿异常。

◎ 冬瓜炖牛肚

【材料】 冬瓜 500 克，牛肚 300 克，食盐适量。

【制法】 将冬瓜洗净后切块备用，牛肚洗净后切成小块，放入锅中，加入适量清水，用小火慢炖 100 分钟后，加入切好的冬瓜，改用大火再炖 30 分钟，用食盐调味即可食用。

【用法】 每日 1 次，连服 7 天。

【功效】 补脾益肾固脬。适用于脾肾气虚引起的产后小便不通。

◎ 杜仲鹌鹑煲

【材料】 杜仲 12 克，牛膝 12 克，枸杞子 12 克，肉桂末 1.2 克，鹌鹑 2 只，精盐、生姜、葱各适量。

【制法】 将鹌鹑去毛及内脏，洗净；再将杜仲、牛膝、枸杞子放入纱布袋内，扎紧口，与鹌鹑一起放入锅中，加水煮熟，放入肉桂末及其他调料，去除药袋即成。

【用法】 食肉，饮汤。

【功效】 温补肾阳。适用于肾虚型产后排尿异常。

◎ 海蜇莴苣丝

【材料】 莴苣 250 克，海蜇皮 150 克，芝麻酱 30 克，麻油、白糖、精盐、味精各适量。

【制法】 莴苣去皮，切细丝，盐渍 20 分钟，挤干水分，海蜇皮洗净切丝，用凉水淋冲、沥水；二者相合，调入芝麻酱、麻油、白糖、精盐、味精拌匀。

【用法】 佐餐食用。

【功效】 利尿通乳补虚。适用于气虚型产后排尿异常。

◎ 莲子糯米鲤鱼煲

【材料】 鲤鱼 1 尾（重约 500 克），生姜 4 片，莲子（去心）30 克，糯米 30 克，胡椒粉适量。

【制法】 莲子、生姜洗净；糯米洗净，用清水浸软；鲤鱼去鳞、鳃、肠杂。将莲子、糯米放入鱼肚，下油锅用姜爆香，取出，连姜一起放入炖盅，加开水适量，盖好盅盖，隔开水小火炖 2 ~ 3 小时，加胡椒粉调味。

【用法】 饮汤食鱼肉。

【功效】 健脾利水。适用于气虚型产后排尿异常。

◎ 清炖鲫鱼

【材料】 鲫鱼 1 尾（重约 250 克），笋肉 25 克，水发香菇 5 只，黄酒、精盐、胡椒粉、葱、生姜各适量。

【制法】 笋肉、香菇分别洗净，切片；鲫鱼去鳃、肠杂及鳞，用黄酒、精盐、胡椒粉渍 20 分钟，取出置碗内，鱼身中间摆放香菇片，两头平列笋片，加黄酒、葱段、生姜片适量。放入蒸笼中蒸 1.5 ~ 2 个小时，至鱼熟烂，拣去葱、生姜。

【用法】 佐餐温热食用。

【功效】 补气利水消肿。适用于气虚型产后排尿异常。

熏洗坐浴法

◎ 法 1

【组方】 荆芥 15 克，紫苏 15 克，艾叶 15 克，香葱 5 根。

【用法】 取上 4 味煎汤熏洗。

◎ 法 2

【组方】 陈瓜蒌 60 克。

【用法】 取上药煎汤坐浴 20 分钟。

◎ 法 3

【组方】 银杏仁 30 克，枸杞叶 30 克，乌梅 30 克。

【用法】 将上药放入锅中，加入清水适量，浸泡 5 ~ 10 分钟，水煎取汁，放入浴盆中，先熏双足心，待温度适宜时足浴，每日 2 ~ 3 次，每次 10 ~ 30 分钟，每日 1 剂，连续 3 ~ 5 天。

◎ 法 4

【组方】 黄芪 30 克，金樱子 30 克，五味子 30 克。

【用法】 将上药放入锅中，加入清水适量，浸泡 5 ~ 10 分钟，水煎取汁，放入浴盆中，先熏双足心，待温度适宜时足浴，每日 2 ~ 3 次，每次 10 ~ 30 分钟，每日 1 剂，连续 3 ~ 5 天。

◎ 法 5

【组方】 瓦松 60 克。

【用法】 将瓦松加水，上锅煎煮，取药液 1000 毫升，倒入中盆，熏洗小腹和外阴。每日 1 次。

按 摩 法

◎ 法 1

【操作方法】 按摩下腹部。取仰卧位，双手掌叠加置于下腹部中央，按顺时针方向按摩 5 分钟，以局部有微热感为佳。

◎ 法 2

【操作方法】 按摩耻骨上缘。取仰卧位，双手中指放在耻骨联合上缘，向双侧推摩 5 分钟，以局部有微热感为佳。

◎ 法 3

【操作方法】 背部综合手法。产妇取俯卧位，医者先以捏法施术于督脉，自下而上，反复三遍，三捏一提，然后用擦法、指揉法施术于悬枢、命门、天枢穴，每穴 3 分钟；配以横擦带脉，以热透腹部为宜。

悬枢　命门　天枢

◎ 法 4

【操作方法】 产妇仰卧，全身放松，臀部置一便盆。医者一手掌放于产妇关元穴，轻柔按摩 5 ~ 10 次，然后用中指指腹按压该穴位，食指与无名指为辅，用点颤法垂直用力向下压 1 ~ 3 次，深达脊柱或以产妇能耐受为佳，一旦排尿，紧压不放松，排尿结束后停止操作。

◎ 法 5

【操作方法】 腹部一指禅推法。产妇取仰卧位，医者先用一指禅推法推阴交、气海、关元穴，每穴 3 分钟，配以中指点振法，每穴 3 次。

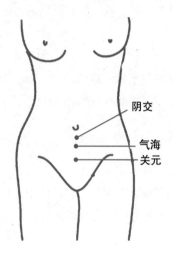

◎ 法 6

【操作方法】 骶部综合手法。产妇取俯卧位，医者先在腰俞及八髎穴以擦法施术，然后以擦法，增强擦法的效果，使热感向小腹内放射。

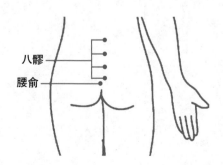

◎ 法 7

【操作方法】 按摩中极穴。以右手拇指抵住中极穴，微用力按摩 5
分钟，以穴位有酸胀感为佳。

拔 罐 法

【取穴】 中极、气海、水分、下髎、次髎、阴陵泉、三阴交穴。

【操作方法】 每次选用 4 ~ 5 个穴位，采取单纯拔罐法，留罐 15
分钟。

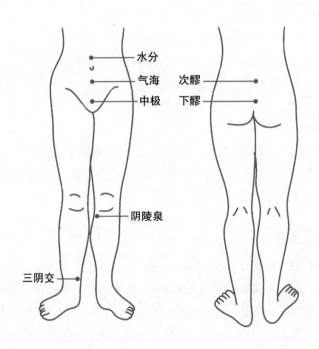

敷 贴 法

◎ 熨敷法

【组方】 粗盐 500 克。

【用法】 粗盐炒热，用布包熨下腹部。

◎ 外敷法 1

【组方】 盐适量，葱适量。

【用法】 盐炒热，与葱一同捣烂，敷脐部。

◎ 外敷法 2

【组方】 新鲜的田螺 2 只。

【用法】 田螺洗净后用布包裹，砸碎后敷在肚脐上。

◎ 外敷法 3

【组方】 虎杖根 100 克，乳香 15 克，琥珀 10 克。

【用法】 上药共捣碎，用温水洗净脐部，将药敷于脐部。每日换药 1 次，10 次为 1 疗程。

◎ 外敷法 4

【取穴】 肉桂 30 克，公丁香 9 克，白酒适量。

【用法】 前 2 味药共捣为细末，用时取其一半，以白酒调敷脐中，纱布固定。

◎ 外敷法 5

【组方】 麝香 0.2 克，食盐 60 克。

【用法】 先将麝香研为细末备用；再将食盐炒热，分作 2 份，布包扎紧，制熨药袋备用。先取麝香 0.1 克纳入产妇脐中，再以食盐包放在脐孔上熨之，冷却后再换另一包继续熨之，通常 1 ～ 2 次即可。

◎ 外敷法 6

【组方】 姜皮 15 克，大蒜 2 瓣，葱白 10 根，食盐适量。

【用法】 上药加水适量，共捣碎为糊状。将药糊敷在肚脐上，用胶布固定，再用热水袋外敷，温度维持在能耐受的程度为宜。

◎ 外敷法 7

【组方】 党参 30 克，当归 15 克，川芎 10 克，柴胡 10 克，升麻 10 克。

【用法】 上述药物加水煎熬，去渣浓缩成稠厚药膏待用。临用时取药膏适量摊于蜡纸或纱布中间，贴敷在产妇脐孔穴及脐下 1.5 寸气海穴上，外用胶布固定，2 日换药 1 次，连续贴药到小便通利即可停药。

十六

产后便秘

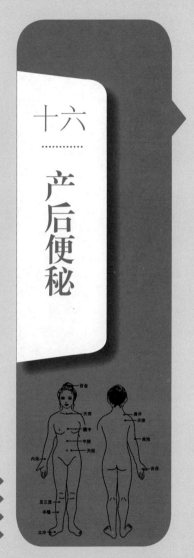

产妇产后饮食如常，但大便数日不行或排便时干燥疼痛，难以解出者，称为产后便秘，或称产后大便难，是最常见的产后病之一。

病　因

本病多因肠道燥结、失于滋润、传导不利导致，具体原因有：

（1）**血虚津燥**　产后失血过多，营虚津亏，肠道失于濡润而致。

（2）**气虚失运**　素体气虚，因产耗气，大肠无力传送引起的。

（3）**伤食腑结**　产后伤食，热结肠道，腑气不通。

症　状

本病可以分为3种类型，症状如下：

（1）**血虚津燥**　产后大便干燥，数日不解，面色萎黄，心悸失眠，皮肤不润，腹无胀痛。苔薄，舌质淡，脉细。

（2）**气虚失运**　产后大便数日不解，时有便意，临厕无力努挣，汗出气短，便后倦怠疲惫。苔薄，舌质淡，脉虚缓。

（3）**伤食腑结**　大便不畅或秘结不通，脘腹胀满，口中秽臭，心烦易怒。苔黄或黄燥，舌红，脉弦或弦数。

预　防

（1）养成定时排便的习惯。

（2）要适当活动，不得长时间卧床。

（3）饮食要均衡，多喝汤、多饮水，每日进食要适当搭配一定比例的杂粮，做到粗细粮搭配，力求主食多样化，还要多进食一些含纤维素多的新鲜蔬菜和水果。

（4）平时要保持精神愉悦、心情舒畅，避免不良的精神刺激，因为不良情绪可导致胃酸分泌下降，胃肠蠕动减慢。

（5）可以做一些轻度运动来缓解，例如提肛、仰卧起坐，仰卧做倒蹬自行车等。另外，腹部按摩也是很好的方法，在肚脐周围沿顺时针或逆时针方向打圈按摩，每次 5 ～ 10 分钟，每天可作 3 ～ 5 次。

（6）如果产后 3 天仍未排便，可使用开塞露、甘油栓，必要时用乳果糖、麻仁丸等通便，也可喝些蜂蜜或香油，以润滑肠道，如果以上方法都无效，可用温肥皂水少量灌肠。

调 养

中药方剂

◎ 当归承气汤

【材料】 当归 10 克，生大黄 9 克（后下），玄明粉 9 克（冲），厚朴 10 克，枳壳 10 克，炙甘草 5 克。

【制法】 上药加适量水煎煮，连煎 2 次，去渣取汁，将 2 次药汁合并。

【用法】 每日 1 剂。早、晚各 1 次，温热口服。

【功效】 清热导滞通便。适用于伤食腑结型产后便秘。

◎ 五子润肠膏

【材料】 桃仁 100 克，柏子仁 100 克，郁李仁 100 克，松子仁 100 克，火麻仁 120 克，生地黄 100 克，熟地黄 100 克，当归 100 克，白芍 30 克，蜂蜜适量。

【制法】 将前 9 味药加水煎煮 2 次，每次 2 小时，去渣取汁。再入锅中，加热浓缩为清膏，加入蜂蜜收膏。装入干净的广口瓶中备用。

【用法】 每次 10 克，每日 2 次。

【功效】 润肠通便。用于气虚失运型产后便秘。

◎ 酒制大黄丸

【材料】 大黄适量，黄酒适量。

【制法】 将大黄研碎，用黄酒拌，密闭在铜罐中，隔水加热，九蒸
九晒，研为细粉，过箩，炼蜜为小丸。

【用法】 每次 6 克，每日 2 次，温开水送下。

【功效】 消滞通便。适用于伤食腑结型产后便秘。

◎ 产后大便难方

【材料】 川玄参 16 克，火麻仁 16 克，焦杜仲 16 克，麦冬 10 克，
阿胶（烊化服）10 克，细生地黄 12 克，生白芍 12 克，全当归 12 克，
生玉竹 12 克，北沙参 12 克，肉苁蓉片 12 克，生甘草 4 克。

【制法】 上药加适量水煎煮，连煎 2 次，去渣取汁，将 2 次药汁合
并。

【用法】 每日 1 剂。早、晚各 1 次，温热口服。

【功效】 养血增液，润肠通便。适用于血虚津燥型产后便秘。

◎ 大黄牵牛散

【材料】 大黄 30 克，牵牛（头末）15 克。

【制法】 上药共研为细末。

【用法】 每次 9 克，有厥冷者，用黄酒调服；无厥冷而手足烦热
者，用蜜汤调服。

【功效】 泻热通便。适用于伤食腑结型产后便秘。

◎ 神效丸

【材料】 黄栀子、炮大黄、甘草各等份。

【制法】 上药共研为极细末，炼蜜为丸，如梧桐子大。

【用法】　每日 20 ～ 30 丸，便秘较轻者，用白开水送下；便秘严重者，煎橘皮汤送下，空腹服。

【功效】　泄热通便。适用于伤食腑结型产后便秘。

◎ 润肠汤

【材料】　生地黄 15 克，当归 10 克，白芍 10 克，火麻仁 10 克，桃仁 8 克，枳壳 10 克。

【制法】　上药加适量水煎煮，连煎 2 次，去渣取汁，将 2 次药汁合并。

【用法】　早、晚分 2 次空腹服下。10 日为 1 个疗程，一般可连服 2 ～ 3 个疗程。

【功效】　养血滋阴，润燥通便。用于血虚津燥型产后便秘。

◎ 当归麦冬汤

【材料】　当归身 10 克，肉苁蓉 10 克，火麻仁 10 克，地骨皮 10 克，川芎 3 克，炙甘草 3 克，高丽参 3 克，云茯苓 6 克，麦冬 6 克，破桃仁 5 克，广陈皮 5 克，白蜜糖 30 克，北五味子 1 克。

【制法】　上药加适量水煎煮，连煎 2 次，去渣取汁，将 2 次药汁合并。

【用法】　每日 1 剂。早、晚各 1 次，温热口服。

【功效】　养阴增液，益血润肠。适用于血虚津燥型产后便秘。

◎ 大黄丸

【材料】　炮大黄 15 克，炒桔梗 8 克，麸炒枳壳 8 克，川芎 8 克，去芦羌活 8 克，木香 8 克，柴胡 8 克，独活 8 克，牵牛子（半炒熟，半生用）30 克，白萝卜 1 个。

【制法】　上药共研为末，再煮熟白萝卜，入药末，一同置于木臼内捣匀，制成丸如梧桐子大。

【用法】　每次 30 丸，可加至 40 丸，饭后临睡前温开水送下。

【功效】 通便泄热，理气止痛。适用于气虚失运型产后便秘。

◎ 养血润燥生津汤

【材料】 当归 15 克，太子参 15 克，肉苁蓉 15 克，熟地黄 15 克，白芍 12 克，麦冬 12 克，天冬 12 克，瓜蒌仁 12 克，桃仁 9 克，红花 6 克，甘草 6 克。

【制法】 上药加适量水煎煮，连煎 2 次，去渣取汁，将 2 次药汁合并。

【用法】 每日 1 剂。早、晚各 1 次，温热口服。

【功效】 养血润燥通便。适用于血虚津燥型产后便秘。

◎ 肉苁蓉当归汤

【材料】 肉苁蓉 20 克，当归 20 克，桃仁 15 克。

【制法】 上药加适量水煎煮，连煎 2 次，去渣取汁，将 2 次药汁合并。

【用法】 每日 1 剂。早、晚各 1 次，温热口服，连服 3 ~ 5 日。

【功效】 滋阴养血，润肠通便。适用于血虚津燥型产后便秘。

◎ 当归大黄汤

【材料】 当归 15 克，大黄 12 克，枳实 9 克。

【制法】 上药加适量水煎煮，连煎 2 次，去渣取汁，将 2 次药汁合并。

【用法】 每日 1 剂，温服。

【功效】 行气祛瘀，去积通便。适用于气虚失运型产后便秘。

◎ 润便汤

【材料】 当归 15 克，淡肉苁蓉 12 克，茯苓 12 克，熟地黄 12 克，瓜蒌仁 12 克，生玉竹 30 克，太子参 30 克，蜂蜜（冲）30 克，火麻仁 9 克，生白芍 9 克，桃仁 3 克。

【制法】 上药加适量水煎煮，连煎 2 次，去渣取汁，将 2 次药汁合并。

【用法】 每日 1 剂。早、晚各 1 次，温热口服。

【功效】 养血润便。适用于血虚津燥型产后便秘。

◎ 柏子仁汤

【材料】 柏子仁 30 克。

【制法】 将柏子仁打碎，加适量水煎煮，去渣取汁。

【用法】 每日 1 剂。早、晚各 1 次，温热口服。

【功效】 润肠通便。适用于血虚津燥型产后便秘。

◎ 枳实大黄汤

【材料】 枳实 6 克，大黄 6 克，槟榔 6 克，厚朴 6 克，木香（另研）2 克，甘草 1 克。

【制法】 上药加适量水煎煮，连煎 2 次，去渣取汁，将 2 次药汁合并。

【用法】 每日 1 剂。早、晚各 1 次，温热口服。

【功效】 泻积通便。适用于食积停滞，内热不消，产后便秘。

药茶

◎ 苦杏仁茶

【材料】 苦杏仁 6 克，粳米 6 克。

【制法】 苦杏仁用沸水泡片刻，剥去皮、尖，与粳米加水磨成浆，加白糖适量，煮熟。

【用法】 代茶饮，每日 1 次。

【功效】 润肠通便。适用于血虚津燥型产后便秘。

◎ 白萝卜蜂蜜饮

【材料】 白萝卜 100 克，蜂蜜适量。

【制法】 将白萝卜用凉水洗净,切碎捣烂,置消毒纱布中挤汁,调入蜂蜜。

【用法】 代茶饮,每日 1 次。

【功效】 消食化滞。适用于伤食腑结型产后便秘。

◎ 桑椹五味子茶

【材料】 桑椹子 30 克,蜂蜜 30 克,五味子 10 克。

【制法】 桑椹子、五味子洗净,放入砂锅,加清水 2 小碗,大火煮沸后,小火煮至 1 小碗,离火,降温至 30℃~ 40℃后去药渣。用两层纱布过滤后,加入蜂蜜调匀即可。

【用法】 代茶饮,每日 1 次。

【功效】 生津敛汗,润肠通便。适用于血虚津燥型产后便秘。

药粥

◎ 桃花粥

【材料】 鲜桃花瓣 4 克(干品 2 克),粳米 100 克。

【制法】 将粳米洗净煮粥,待粥将熟时,放入桃花瓣,稍沸即可。

【用法】 温热食用。便通即停,不可久食。

【功效】 消肿满,下恶气,利宿水,消积滞。适用于伤食腑结型产后便秘。

◎ 松子仁粥

【材料】 松子仁 30 克,糯米 50 克,蜂蜜适量。

【制法】 将松子仁捣成泥状,同糯米加水,以小火煮成稀粥状,冲入蜂蜜。

【用法】 早起空腹、晚间睡前温食,连用 3 日。

【功效】 养血润肠。适用于血虚津燥型产后便秘。

◎ 芝麻糊

【材料】 芝麻 100 克，粳米 200 克。

【制法】 芝麻洗净炒熟，研末。将芝麻末与粳米一同放入锅加水熬粥，粥熟后加入白糖调匀。

【用法】 早、晚空腹温热食用，连服 3 日。

【功效】 滋养肝肾，益气养阴，润燥滑肠通便。适用于气虚失运型产后便秘。

◎ 南瓜粥

【材料】 南瓜 200 克，粳米 50 克。

【制法】 将南瓜洗净后切成细末，备用。粳米淘净后加水适量，用大火煮沸后，改小火慢煮成粥，再加入南瓜末。搅拌均匀后，再煮 30 分钟即可食用。

【用法】 每日早、晚各 1 次。

【功效】 润肠通便。适用于产后便秘。

◎ 小米大枣粥

【材料】 小米 200 克，大枣 15 枚，红糖 50 克。

【制法】 大枣（去核）、小米洗净。把小米、大枣一起放入锅内，加清水适量，大火煮沸后，小火煮 1 小时，加入红糖，再煮至红糖完全溶解即可。

【用法】 随餐食用。

【功效】 健脾补血，清解虚热。适用于血虚津燥型产后便秘。

◎ 牵牛子粥

【材料】 牵牛子末 1 ～ 3 克，粳米 50 ～ 100 克，生姜 2 片。

【制法】 先用粳米煮粥，煮沸后放入牵牛子末和生姜，煮成稀粥。

【用法】 空腹食用，从小量开始，便通后立即停食。

【功效】 通便下气，泻水消肿。适用于产后便秘，小便不利。

◎ 橘香芝麻糊

【材料】 黑芝麻 150 克，冰糖 150 克，粳米 100 克，糖橘饼 1 个。

【制法】 芝麻洗净炒香，粳米浸泡 1 小时，二味混合后加水磨成浆。冰糖加水煮沸，改用小火，调入芝麻粳米浆，不断搅拌，直至成稠厚糊，撒上切成米粒大的橘饼。

【用法】 早、晚空腹温热食用。

【功效】 滋阴润肠。适用于产后便秘。

药汤

◎ 姜汁北杏猪肺汤

【材料】 猪肺 250 克，北杏 10 克，姜汁 20 克。

【制法】 将猪肺切块挤洗干净，放在锅内，加清水煨汤，再加入北杏，汤沸后滴入姜汁，稍煮待肺熟，加适量精盐调味即成。

【用法】 饮汤吃猪肺，杏也可以吃。

【功效】 补肺，止咳，化痰，暖胃。适用于产后便秘。

◎ 菠菜豆腐汤

【材料】 菠菜 100 克，豆腐 2 块，葱、生姜、植物油、鲜汤、精盐各适量。

【制法】 将菠菜洗净，豆腐切块，分别用开水烫 2～3 分钟，捞出沥水。炒锅上火，放油烧热，下葱丝、生姜丝炸香，将豆腐块入锅，略炒一下，加鲜汤半碗，煮沸后加菠菜，用精盐调味。

【用法】 趁热饮汤吃菠菜和豆腐，日服 2 次，经常食用。

【功效】 宽中益气，止渴润燥，和脾胃，补血。适用于血虚津燥型产后便秘。

◎ 桂花银耳柑羹

【材料】 蜜柑 250 克，银耳 30 克，白糖 50 克，湿淀粉适量，糖桂花适量。

【制法】 将蜜柑洗净去皮。银耳用温水浸泡回软后，摘去根蒂，洗净，然后放入碗内，加少量清水，上笼蒸约 1 小时取出。炒锅上火，将蒸好的银耳连汤倒入，随后加入冰糖煮沸，撇去浮沫，之后放入蜜柑复煮沸，用湿淀粉勾芡，再放入糖桂花，出锅装碗即成。

【用法】 佐餐食用。

【功效】 醒酒生津，润肺止咳，利肠通便。适用于产后便秘。

◎ 罗汉白果羹

【材料】 罗汉果 1 个，白果 50 克，淀粉适量。

【制法】 将白果敲破外壳，剥出果仁。将白果仁用少量的水煮开约 5 分钟，捞出浸入冷水，再剥掉果仁外衣，用牙签挑出白果心。另换水，用小火煮约 15 分钟至白果酥松韧滑，捞出备用。将罗汉果敲开，加开水 500 毫升，盖好盖浸约 30 分钟，倒入锅内烧开（留下果壳还可浸泡），加入煮好的白果，用湿淀粉勾芡出锅即成白果羹，用小碗分装。

【用法】 佐餐食用。

【功效】 润燥止咳，润肠通便。适用于产后便秘。

◎ 地黄核桃猪肠汤

【材料】 猪大肠 500 克，核桃仁 120 克，熟地黄 60 克，大枣 10 克，精盐适量。

【制法】 将核桃仁用开水烫后去外皮；大枣去核洗净；猪大肠洗净切成小段，与洗净的熟地黄、大枣、核桃仁一同放入砂锅内，加适量水，用大火煮沸后转用小火炖 2 小时，加精盐调味即成。

【用法】 佐餐食用。

【功效】 滋肾补肺，润肠通便。适用于产后便秘。

【禁忌】 脾虚湿盛之大便溏泄、痰热咳喘者不宜服用。

◎ 首乌地黄大肠汤

【材料】 生首乌 30 克，干地黄 15 克，熟地黄 15 克，猪大肠 150 克，生姜 15 克，精盐适量。

【制法】 将猪大肠洗净，风干水气，切段；其余用料洗净，生姜拍烂；首乌和干地黄、熟地黄用清水浸泡半小时。将全部用料放入锅内，加清水适量，小火煮 2 小时，加精盐。

【用法】 随意饮服。

【功效】 养血益阴，润燥通便。适用于血虚津燥型产后便秘。

【禁忌】 中满腹胀、大便溏泄及湿痰较重者忌服。

药酒

◎ 胡桃酒

【材料】 核桃仁 600 克，米酒 1000 毫升。

【制法】 将核桃仁捣烂，用米酒浸泡 10 天即成。

【用法】 口服，每次 30 毫升，每日 2 次。

【功效】 润肠通便。适用于血虚津燥型产后便秘。

◎ 双仁酒

【材料】 火麻仁 250 克，郁李仁 250 克，米酒 1000 毫升。

【制法】 将前 2 味药捣碎，放入容器中，加入米酒，密封浸泡 7 天后，过滤去渣即成。

【用法】 口服，每次温服 30 毫升，每日 2 次。

【功效】 润肠通便。适用于产后便秘。

◎ 桃仁酒

【材料】 桃仁 60 克，米酒 100 毫升。

【制法】 将桃仁捣烂，用米酒浸泡 10 天即成。

【用法】 口服，每次 30 毫升，每日 2 次。

【功效】 润肠通便。适用于血虚津燥型产后便秘。

保健菜肴

◎ 豆尖豆腐

【材料】 豆腐 500 克，豌豆苗尖 500 克。

【制法】 水煮沸后，把豆腐切块下锅，煮沸后下豌豆苗尖，烫熟即起锅，切勿久煮。

【用法】 佐餐食用。

【功效】 补气，通便，减肥。适用于气虚失运型产后便秘。

◎ 木耳海参煲猪大肠

【材料】 黑木耳 30 克，海参 20 ～ 30 克，猪大肠 150 克，精盐、味精适量。

【制法】 猪大肠洗净后切小段，与海参、黑木耳一起放入锅中同煮，熟后加入精盐、味精调味即成。

【用法】 佐餐食用。

【功效】 滋阴补血，润燥滑肠。适用于血虚津燥型产后便秘。

◎ 菠菜猪肝

【材料】 菠菜 250 克，猪肝 100 克，精盐、生粉、植物油各适量。

【制法】 菠菜洗净，去根，切小段；猪肝洗净，切薄片，用调味料、生粉适量拌匀，腌制 10 分钟。锅内放清水 1 小碗，煮沸，放入菠菜、适量植物油、精盐，煮至菠菜刚熟，再放入猪肝，煮至熟透即可。

【用法】 随餐食用。

【功效】 滋阴养血，润肠通便。适用于血虚津燥型产后便秘。

◎ 当归炖鸡

【材料】 母鸡 1 只，当归 30 克，醪糟汁 60 克，生姜、葱、精盐、胡椒粉各适量。

【制法】 将鸡去毛及内脏，洗净；当归洗去浮灰。将鸡放入砂锅内，同时加水、醪糟汁、当归、生姜、葱、精盐，盖严锅口，先在大火上烧开，改小火炖 3 小时，出锅时撒上胡椒粉。

【用法】 佐餐食用。

【功效】 补气养血，润肠。适用于血虚津燥型产后便秘。

◎ 姜糖番薯

【材料】 番薯 500 克，红糖适量，生姜 2 片。

【制法】 番薯去外皮，切成小块，加水适量，煮至熟透时，调入红糖、生姜，继续熬煮片刻。

【用法】 作点心食。

【功效】 益气生津，和血润肠。适用于产后便秘。

◎ 冰糖炖香蕉

【材料】 香蕉 2～3 只，冰糖适量。

【制法】 将香蕉去皮，加冰糖适量，隔水炖熟。

【用法】 每日 1～2 次，连服 4～5 日。

【功效】 清热养阴，润肠通便。适用于产后便秘。

【禁忌】 便秘兼有糖尿病、胃与十二指肠溃疡、胃酸过多者不宜食用。

◎ 柏子仁炖猪心

【材料】 柏子仁 15 克，猪心 1 个。

【制法】 将猪心洗净，与柏子仁隔水炖熟烂。

【用法】 佐餐温热食用。3 日 1 次。

【功效】 养心润肠。适用于产后便秘。

熏洗法

◎ 法 1

【组方】 芒硝、大黄、甘遂、牵牛子各等量。

【用法】 将上药加水 2000 毫升，水煎取汁 1000 毫升，滤取药液。淋浴，每日 2 次。

◎ 法 2

【组方】 生姜 50 克，艾叶 50 克，食盐 30 克。

【用法】 加水 2000 毫升，水煎取汁 1000 毫升，滤取药液。擦洗小腹部，每次 20 分钟，以皮肤擦红为宜，每日 2 次。

按摩法

◎ 法 1

【操作方法】 两手掌根在脐部快速交替按摩，按摩 1 ~ 2 分钟。

◎ 法 2

【操作方法】 除拇指外的四指顺肠道方向环揉 10 次，共 3 ~ 5 分钟。

◎ 法 3

【操作方法】 产妇取仰卧位。以脐部为中心环形按摩腹部 3 ~ 4 次，可分别按顺时针和逆时针方向按摩，共 3 ~ 5 分钟，以产妇自感腹部温热为度。

◎ 法 4

【操作方法】 自肋弓下至盆腔，弧形移动，推 1 ~ 2 分钟。

◎ 法 5

【操作方法】 产妇每晚睡觉前平躺在床上。两手心相对来回搓动 8 次，感到手心发烫时，用左手逆时针方向环绕肚脐按摩腹部 36 次；再用前法搓热手心，用右手顺时针方向环绕肚脐按摩腹部 36 次。一顺一逆为一次，每晚进行 2 次。

◎ 法 6

【操作方法】 取俯卧位，点穴，按摩心俞穴、肝俞穴、肾俞穴、脾俞穴。横擦八髎穴，点长强穴，摩腹，共 3 ～ 5 分钟。

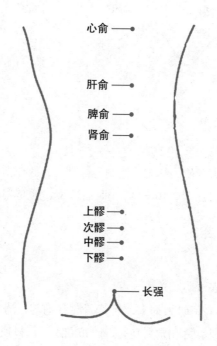

心俞 ——

肝俞 ——

脾俞 ——
肾俞 ——

上髎 ——
次髎 ——
中髎 ——
下髎 ——

—— 长强

敷 贴 法

◎ 湿敷法

【组方】 党参 15 克，炙黄芪 15 克，当归 10 克，川芎 6 克，牛膝

10 克，肉苁蓉 15 克。

【用法】 上药加水 800 毫升，煎至 300 毫升，去渣。将干净的口罩浸泡其中，温度适中后，将口罩敷盖在神阙、天枢穴上 15 分钟。再用上法敷脾俞、大肠俞两穴 15 分钟。每日 1 次。

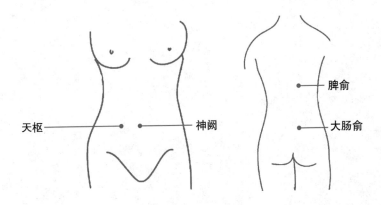

◎ 足敷法

【组方】 大黄 5 ～ 10 克。

【用法】 将大黄研为细末，醋调为稀糊状，放在伤湿止痛膏中心，贴双足心涌泉穴，压紧，10 ～ 15 小时后取下，通常用药 2 次即效。配合贴脐孔亦可。

◎ 外敷法 1

【组方】 大黄 5 克，芒硝 5 克。

【用法】 将大黄研为细末，与芒硝混合均匀，清水适量调为稀糊状，置于肚脐孔处，外用敷料包扎，胶布固定，每日换药 1 次，通常用 1 ～ 2 次即效。

◎ 外敷法 2

【组方】 生大黄粉 3 克，白酒（50 ～ 60 度）适量。

【用法】 用白酒将大黄粉调成糊状，贴敷在神阙穴，外用敷料胶布固定，每天在局部用白酒约 5 毫升润湿 1 次，3 ～ 5 天换药 1 次。

◎ 外敷法 3

【组方】 连须葱头 5 个，生姜 1 块，食盐 9 克，豆豉 10 粒。

【用法】 上述材料共捣成饼状，烘热后贴于脐上，用胶布固定。

◎ 外敷法 4

【组方】 大田螺 3 个，大青盐 1 克。

【用法】 共捣成泥，敷在脐下气海穴。

◎ 外敷法 5

【组方】 甘薯叶适量，红糖适量。

【用法】 甘薯叶捣烂，用红糖调和，敷腹部。

灌 肠 法

【组方】 玄参 10 克，麦冬 8 克，生地黄 9 克，大黄 9 克，芒硝 3 克，芍药 20 克，麻子仁 15 克。

【用法】 上药加水适量，浸泡 20 分钟后，用大火煮沸，改用小火浓缩成 200 毫升，待其冷却至 37℃左右时，产妇取左侧卧位灌肠，灌完后转到右侧卧位，尽量使灌肠液长时间地停留在腹中。每周 2 ～ 3 次。

十七

产后腹泻

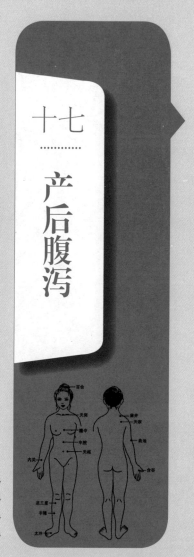

产后出现大便溏软或呈水样者，称为产后腹泻。

病　因

产褥期产妇脏腑本虚，脾运未复，若饮食失节或感受寒湿、湿热之邪，均可使脾胃受困，水谷下走肠道而致腹泻。或因素体脾肾虚弱，产劳伤气，运化不健，或脾虚久结伤肾，火不生土引起。

症　状

本病可以分成几种类型，症状如下：

（1）**伤食**　产后大便次数增多，粪便臭秽，腹痛即泻，泻后痛减，脘腹痞满，嗳腐不食。苔垢腻，脉滑数。

（2）**寒湿**　产后腹痛，肠鸣泄泻，纳少胸闷，倦怠乏力。苔白腻，脉濡细。

（3）**湿热**　产后大便频下，腹痛即泻，便稀臭黄，肛门灼热，心烦口渴，小便短赤。苔薄厚腻，脉数。

（4）**脾虚**　产后大便次数增多，时溏时干，脘腹胀满，纳谷不佳，神疲倦怠。苔薄白，舌淡，脉缓弱。

（5）**肾虚**　产后泄泻，脐下作痛，泻后痛减，完谷不化，腹部畏寒，肢冷。苔白舌淡，脉沉迟而细。

预 防

（1）产后应适量进食易消化的清淡食物，待体力恢复、食欲好转时，才可给予富于营养的饮食。

（2）注意饮食卫生，不吃过于寒凉或辛辣的食物。

（3）防止受寒，对于脾胃素寒的产妇，及时采用温补脾胃的食物调理，以免出现腹泻。

（4）注意锻炼身体，增强体质。

调 养

中药方剂

◎ 保和丸加减

【材料】 焦山楂 12 克，橘皮 10 克，姜半夏 10 克，茯苓 12 克，麦芽 12 克，六曲 12 克，莱菔子 15 克，连翘 10 克，煨木香 6 克。

大便频增，里急后重者：加枳实 9 克，黄芩 9 克，银花炭 9 克，制黄芪 12 克，黄连 3 克。嗳腐吞酸，苔黄腻者：加黄连 3 克，鸡内金 9 克。胸闷脘痞，苔腻者：加苍术 9 克，厚朴 9 克，陈皮 6 克。纳少脘胀者：加鸡内金 9 克，肉豆蔻 6 克。

【制法】 上药加适量水煎煮，连煎 2 次，去渣取汁，将 2 次药汁合并。

【用法】 每日 1 剂。早、晚各 1 次，温热口服。

【功效】 消食导滞止泻。适用于伤食型产后腹泻。

◎ 参苓白术散加减

【材料】 党参 12 克，茯苓 15 克，白术 15 克，扁豆衣 12 克，炒苡仁 10 克，陈皮 6 克，山药 12 克，吴茱萸 6 克，木香 6 克，六神曲 10 克，山楂 12 克，炙甘草 3 克。

泻久脱肛气短者：加升麻10克，柴胡6克，黄芪15克。便泄日久者：加山药12克，牡蛎10克，赤石脂10克。

【制法】 上药加适量水煎煮，连煎 2 次，去渣取汁，将 2 次药汁合并。

【用法】 每日 1 剂。早、晚各 1 次，温热口服。

【功效】 健脾渗湿，和中止泻。适用于脾虚型产后腹泻。

◎ 苍术生姜汤

【材料】 苍术 15 克，生姜 15 克，陈茶叶 15 克。

【制法】 上药加适量水煎煮，去渣取汁。

【用法】 每日 1 剂，1 次服完，连服数剂。

【功效】 散寒化湿。适用于外感寒湿型产后腹泻。

◎ 加减正气散

【材料】 藿香梗 6 克，厚朴 6 克，苍术 6 克，广陈皮 5 克，大腹皮 5 克，茯苓块 9 克，谷芽 3 克。

【制法】 上药加水 1000 毫升煎煮，煎煮至 400 毫升。

【用法】 每日 1 剂，分 2 次服。

【功效】 化湿和中。适用于外感寒湿型产后腹泻。

◎ 健脾止泻汤

【材料】 细米糠 15 克，苍术 5 克，山药 5 克，砂仁 3 克。

【制法】 上药加适量水煎煮，连煎 2 次，去渣取汁，将 2 次药汁合并。

【用法】 每日 1 剂。早、晚各 1 次，温热口服。

【功效】 健脾化湿，和中止泻。适用于脾虚型产后腹泻。

◎ 和脾汤

【材料】 藿香 9 克，佩兰 9 克，炒白术 9 克，焦山楂 9 克，焦神曲 9 克，炒扁豆 9 克，木香 4.5 克，香连丸（分 2 次吞服）4.5 克，陈皮 6

克，鲜荷叶半张，炙甘草 2.5 克。

【制法】 上药加适量水煎煮，连煎 2 次，去渣取汁，将 2 次药汁合并。

【用法】 每日 1 剂。早、晚各 1 次，温热口服。

【功效】 和中化湿，调气清肠。适用于外感寒湿型产后腹泻。

◎ 黄连散

【材料】 黄连适量，车前草 50 克。

【制法】 将黄连研为细末备用；车前草煎煮，去渣取汁。

【用法】 每次取黄连散 2.5 克，用车前草汤送下，每日 2 次。

【功效】 清热燥湿。适用于湿热型产后腹泻。

◎ 青蒿车前草汤

【材料】 青蒿 15 克，车前草 15 克。

【制法】 上药加适量水煎煮，去渣取汁。

【用法】 每日 1 剂。早、晚各 1 次，温热口服。

【功效】 清热利湿。适用于湿热型产后腹泻。

◎ 蕨菜散

【材料】 蕨菜适量，米汤适量。

【制法】 将蕨菜研细末备用。

【用法】 每次 3 ～ 6 克，每日 3 次，米汤送下。

【功效】 清热利湿解毒。适用于湿热型产后腹泻。

◎ 滑石黄柏甘草散

【材料】 滑石、黄柏、甘草各等份。

【制法】 上药共研细末备用。

【用法】 每次 5 克，每日 2 次，沸水冲泡。

【功效】 清热利湿。适用于湿热型产后腹泻。

◎ 山楂散

【材料】 山楂适量，糖适量。

【制法】 将山楂炒焦研细末备用。

【用法】 每次 6 ～ 9 克，每日 2 ～ 3 次，糖水送服。

【功效】 消食化积。适用于伤食型产后腹泻。

◎ 神曲散

【材料】 神曲适量。

【制法】 将神曲炒焦研细末备用。

【用法】 每次 3 克，每日 3 次，温开水送服。

【功效】 消食化积。适用于伤食型产后腹泻。

◎ 山楂神曲汤

【材料】 山楂 15 克，神曲 15 克。

【制法】 上药加适量水煎煮，连煎 2 次，去渣取汁，将 2 次药汁合并。

【用法】 每日 2 剂，分 3 ～ 4 次服。

【功效】 消食化积。适用于伤食型产后腹泻。

◎ 苍术砂仁散

【材料】 苍术、砂仁各等份。

【制法】 将上药研细末，装瓶备用。

【用法】 每次 2.5 ～ 5 克，每日 3 次，开水送服。

【功效】 健脾化湿，行气消食。适用于脾虚食滞引起的产后腹泻。

◎ 芡实鸡内金散

【材料】 炒芡实、炒扁豆、炒玉米、炒黄豆、焙鸡内金各等份。

【制法】 将上药共研极细末，和匀，放在干燥处备用。

【用法】 每次 15 ～ 30 克，每日 2 次，温开水服用。

【功效】 消食导滞。适用于伤食型产后腹泻。

◎ 对金饮子

【材料】 平胃散 15 克，五苓散 7.5 克，草豆蔻（面裹煨）15 克，生姜 3 片，大枣 2 枚。

【制法】 上药相互和匀，分作 4 剂，每剂用水 220 毫升，加生姜、大枣，煎至 150 毫升，去渣取汁。

【用法】 每日 1 剂，空腹时温热服。

【功效】 燥湿利水。适用于外感寒湿型产后腹泻。

◎ 薏米汤

【材料】 薏苡仁 60 克。

【制法】 将薏苡仁炒焦后，加适量水煎煮。

【用法】 每日 1 剂，分 2 ~ 3 次服。

【功效】 健脾止泻。适用于脾虚型产后腹泻。

◎ 焦米汤

【材料】 粳米 100 克。

【制法】 将粳米炒焦后，加水煎煮。

【用法】 每日 1 剂，分 2 ~ 3 次服。

【功效】 健脾止泻。适用于脾虚型产后腹泻。

◎ 山药薏米汤

【材料】 山药 30 克，芡实 30 克，炒薏苡仁 30 克。

【制法】 上药洗净，加适量水煎煮。

【用法】 每日 1 剂，分 2 次饮汤吃渣。

【功效】 健脾止泻。适用于脾虚型产后腹泻。

◎ 扶脾止泻散

【材料】 山药 30 克，芡实 30 克，石榴皮 15 克，车前子 20 克。

【制法】 上药共研细末备用。

【用法】 每次 6 克，每日 3 次，开水送服。

【功效】 健脾止泻涩肠。适用于脾虚型产后腹泻。

◎ 乌梅败酱方

【材料】 炒白芍 12 ～ 15 克，乌梅 12 ～ 15 克，黄连 4.5 ～ 6 克，木香（后下）9 克，炒白术 10 克，当归 10 克，炒枳实 10 克，败酱草 12 克，葛根 12 克，太子参 12 克，茯苓 15 克，炙甘草 6 克。

【制法】 上药加适量水煎煮，连煎 2 次，去渣取汁，将 2 次药汁合并。

【用法】 每日 1 剂。早、晚各 1 次，温热口服。

【功效】 清热化湿，调气行血，健脾养肝。适用于湿热型产后腹泻。

◎ 芩连白芍汤

【材料】 黄芩 15 克，赤芍 15 克，白芍 15 克，黄连 10 克，牡丹皮 10 克，桃仁 10 克，柴胡 10 克，苍术 10 克，生薏苡仁 30 克，冬瓜仁 30 克，败酱草 30 克，马齿苋 30 克。

【制法】 上药加适量水煎煮，连煎 2 次，去渣取汁，将 2 次药汁合并。

【用法】 每日 1 剂。早、晚各 1 次，温热口服。

【功效】 清热利湿。适用于湿热型产后腹泻。

◎ 香温止泻方

【材料】 煨肉豆蔻 10 克，石菖蒲 15 克，炒麦芽 15 克，炒谷芽 15 克，神曲 12 克，广藿香 12 克，法半夏 12 克，大腹皮 12 克，茯苓 12 克，广木香 9 克，黄芩 9 克。

【制法】 上药加适量水煎煮，连煎 2 次，去渣取汁，将 2 次药汁合并。

【用法】 每日 1 剂。早、晚各 1 次，温热口服。

【功效】 香温消食，甘平利水。适用于脾虚食滞引起的产后腹泻。

◎ 治腹泻汤

【材料】 潞党参 15 克，白术 15 克，陈皮丝 15 克，云茯苓 30 克，薏苡仁 30 克，炙黄芪 30 克，焦三仙 30 克，莲子肉 12 克，五味子 10 克，炙甘草 4 克。

【制法】 上药加适量水煎煮，连煎 2 次，去渣取汁，将 2 次药汁合并。

【用法】 每日 1 剂，分 3 次，饭后 1 小时服用。

【功效】 健脾化湿，和中止泻。适用于脾虚型产后腹泻。

◎ 葛根芩连汤加减

【材料】 葛根 12 克，黄芩 10 克，黄连 10 克，赤芍 10 克，银花炭 10 克，竹叶 10 克，玄参 10 克，木香 10 克，甘草 3 克，通草 10 克。

倦怠多汗，脉细数无力者：加党参9克，麦冬9克，五味子5克。胸闷脘胀者：加川朴6克，山楂9克，神曲9克。大便夹脓血者：加赤芍9克，牡丹皮9克，白头翁12克，秦皮9克，槟榔9克。泛恶呕吐者：加左金丸3克（吞），旋覆花9克，代赭石15克，藿佩梗9克。大便热臭者：加黄连3克，黄芩9克，焦山栀9克。

【制法】 上药加适量水煎煮，连煎 2 次，去渣取汁，将 2 次药汁合并。

【用法】 每日 1 剂。早、晚各 1 次，温热口服。

【功效】 清热利湿止泻。适用于湿热型产后腹泻。

药茶

◎ 山楂茶

【材料】 山楂适量，白糖适量。

【制法】 炒焦研细末，每取 10 克，白糖水冲调。

【用法】 代茶饮，每日 2 ~ 3 次。

【功效】 消食健脾止泻。适用于脾虚型产后腹泻。

◎ 干姜茶

【材料】 绿茶 6 克，干姜末 3 克。

【制法】 以沸水冲泡盖浸 10 分钟。

【用法】 代茶频饮。

【功效】 温中散寒祛湿。适用于寒湿型产后腹泻。

◎ 焦山楂红糖茶

【材料】 红茶 3 克，焦山楂 10 克，红糖、生姜各适量。

【制法】 水煎取汁。

【用法】 分 3 次饭前代茶饮，每日 1 剂，连服 3 ~ 4 天。可加 1 ~ 2 片生姜同用。

【功效】 消食和中。适用于伤食型产后腹泻。

◎ 胡椒红糖茶

【材料】 茶叶 3 克（炒焦），红糖 15 克（炒焦），胡椒 1.5 克（研细末）。

【制法】 开水冲调。

【用法】 不拘时温饮。每日 1 ~ 2 剂。

【功效】 温中化滞止痢。适用于伤食型产后腹泻。

◎ 山楂建曲谷芽茶

【材料】 茶叶 3 克，焦山楂 8 克，建曲 8 克，谷芽 8 克。

【制法】 沸水冲泡或煎汤。

【用法】 代茶饮。

【功效】 消食积，散瘀滞，健脾胃，助消化。适用于伤食型产后腹泻。

◎ 山楂姜糖茶

【材料】 炒山楂 30 克，生姜 3 片，红糖 15 克。

【制法】 水煎取汁。

【用法】 代茶饮。

【功效】 消食止泻。适用于伤食型产后腹泻。

◎ 止泻饮

【材料】 苍术 10 克，白术 10 克，防风 10 克，车前子（包煎）10克，羌活 10 克，山药 10 克，白芍 10 克。

【制法】 上药加适量水煎煮，连煎 2 次，去渣取汁，将 2 次药汁合并。

【用法】 每日 1 剂。早、晚各 1 次，温热口服。

【功效】 祛风胜湿，温脾止泻。适用于脾虚型产后腹泻，食谷不化。

◎ 藿香茶

【材料】 藿香 15 克，生姜 3 片，红茶 3 克，红糖适量。

【制法】 前 3 种材料放锅中，加适量水煎煮，去渣取汁，调入红糖调味。

【用法】 代茶饮。

【功效】 散寒化湿。适用于寒湿型产后腹泻。

◎ 苏叶姜茶

【材料】 苏叶 10 克，红糖 10 克，生姜 3 片。

【制法】 上药加适量水煎煮，连煎 2 次，去渣取汁，将 2 次药汁合并。

【用法】 每日 1 ～ 2 剂，代茶饮。

【功效】 散寒化湿。适用于寒湿型产后腹泻。

◎ 分消饮

【材料】 羌活 9 克，白芷 9 克，柴胡 9 克，川芎 9 克，枳壳 9 克，山楂 9 克，陈皮 9 克，猪苓 9 克，泽泻 9 克。

【制法】 上药加适量水煎煮，连煎 2 次，去渣取汁，将 2 次药汁合并。

【用法】 每日 1 剂。早、晚各 1 次，温热口服。

【功效】 理气渗湿。适用于寒湿型产后腹泻。

药粥

◎ 莱菔子内金牛肚粥

【材料】 牛肚 100 克，莱菔子 10 克，鸡内金 10 克，粳米 50 克，精盐、味精各适量。

【制法】 牛肚洗净，切成小丁块；将莱菔子、鸡内金同装入纱布袋内，扎紧口；再将粳米洗净，与牛肚丁、药袋一起放入锅，加水煮粥。粥成后将药袋捞出不用，加精盐、味精。

【用法】 早、晚餐温热食用。

【功效】 健脾开胃，消食导积。适用于伤食型产后腹泻。

◎ 参苓粥

【材料】 人参 3 ~ 5 克（或党参 15 克），茯苓 15 克，薏苡仁 30 克，砂仁 2 克，白术 9 克，生姜片 3 克，粳米 100 克。

【制法】 先将砂仁研末；人参或党参、茯苓、薏苡仁、白术、生姜片煎煮，取汁去渣，与砂仁末、粳米共煮为稀粥。

【用法】 每日早、晚空腹温热食用。

【功效】 健脾益气，和胃止泻。适用于产后脾胃虚弱引起的腹泻、食欲不振、神疲倦怠等。

◎ 车前子粥

【材料】 车前子 15 ~ 30 克，木棉花 30 克，粳米 100 克。

【制法】 将车前子用布包好，与木棉花加水同煮，取汁去渣，入粳米煮成稀粥。

【用法】 早、晚餐温热食用。

【功效】 清热利湿止泻,适用于湿热型产后腹泻。

◎ 曲末粥

【材料】 神曲 10 ~ 15 克,粳米 50 克,红糖适量。

【制法】 先把神曲捣碎,水煎,取汁去渣,入粳米一同煮为稀粥,入红糖调味。

【用法】 早、晚餐空腹温热食用。

【功效】 健脾胃,助消化。适用于脾虚型产后腹泻。

◎ 玫瑰花粥

【材料】 玫瑰花 4 克,金银花 10 克,绿茶 6 克,甘草 6 克,黄芩 6 克,粳米 100 克,白糖适量。

【制法】 将前 5 味药煎汁去渣,加入洗净的粳米,同煮成粥,调入白糖即可。

【用法】 早、晚餐温热食用。

【功效】 清热解毒,祛湿止泻。适用于湿热型产后腹泻。

◎ 银花莲子粥

【材料】 金银花 15 克,莲子 10 克,粳米 50 ~ 100 克,白糖适量。

【制法】 将金银花煎取药汁,去渣。用药汁加适量清水,和莲子、粳米共煮粥,粥成后加入白糖调味。

【用法】 每日 2 次,温热食用。

【功效】 清热祛湿。适用于湿热型产后腹泻。

◎ 加味参苓粥

【材料】 人参 3 ~ 5 克(或党参 15 克),茯苓 15 克,薏苡仁 30 克,砂仁 2 克,白术 9 克,生姜片 3 克,粳米 100 克。

【制法】 将砂仁研末;人参或党参、茯苓、薏苡仁、白术、生姜片煎煮，去渣取汁，与砂仁末、粳米共煮为粥。

【用法】 每日早、晚空腹热食。

【功效】 健脾益气，和胃止泻。适用于产后脾胃虚弱引起的腹泻、食欲缺乏、神疲倦怠等。

◎ 七味白术粥

【材料】 党参10克，白术12克，葛根12克，茯苓9克，藿香9克，木香6克，甘草6克，糯米100克，红糖适量。

【制法】 前7味中药水煎，去渣取汁，放入洗净的粳米煮成稠粥，入红糖调味。

【用法】 每日早、晚空腹温热食。

【功效】 健脾渗湿止泻。适用于脾虚型产后腹泻。

◎ 藿香正气粥

【材料】 藿香12克，苏叶3克，白芷3克，茯苓3克，大腹皮3克，白术3克，半夏曲3克，陈皮3克，姜厚朴3克，桔梗3克，炙甘草6克，粳米100克。

【制法】 上药研细末，每次取10克，用布包煎，去渣取汁，加入粳米煮粥。等到粥将成时，倒入药汁再煮1～2分钟。

【用法】 每日2～3次温热食。

【功效】 化湿散寒止泻。适用于外感寒湿型产后腹泻。

◎ 加味防风粥

【材料】 防风10克，藿香5克，葱白3克，白豆蔻3克，粳米100克，红糖适量。

【制法】 先将前4味药加水煎煮，沸后5分钟，去渣取汁。另粳米洗净煮粥，粥将成时加入药汁，煮成稀粥，入红糖调味。

【用法】 趁热食。以微汗为宜。

【功效】 解表散寒，芳香化湿。适用于外感寒湿型产后腹泻。

◎ 保和粥

【材料】 山楂 5 克，神曲 5 克，谷芽 5 克，陈皮 5 克，茯苓 10 克，半夏 10 克，连翘 10 克，粳米 100 克，白糖适量。

【制法】 先将前 7 味药入砂锅，煎取药汁，去渣，放入粳米、白糖煮粥。

【用法】 早、晚温热食。

【功效】 消食导滞。适用于伤食型产后腹泻。

◎ 葛根芩连粥

【材料】 葛根 15 克，薏苡仁 15 克，黄连 9 克，黄芩 9 克，甘草 6 克，粳米 100 克，白糖适量。

【制法】 将前 5 味中药加水煎煮，取汁去渣，然后加粳米煮粥，粥成后入白糖调味。

【用法】 早、晚空腹温热食。

【功效】 清热利湿。适用于湿热型产后腹泻。

◎ 加味平胃粥

【材料】 苍术 12 克，茯苓 12 克，厚朴 9 克，法半夏 9 克，白豆蔻 9 克，藿香 9 克，陈皮 6 克，生姜 3 片，葱白 7 茎，粳米 100 克，红糖适量。

【制法】 先将前 9 味中药加水煎煮，去渣取汁；然后煮粳米成粥，调入药汁和红糖，稍煮即成。

【用法】 温热食。

【功效】 解表化湿，散寒止泻。适用于寒湿型产后腹泻。

保健菜肴

◎ 小米焦巴粉

【材料】 小米饭焦巴适量，红糖适量。

【制法】 先将小米饭焦巴焙干研粉，然后用红糖水冲食。

【用法】 每次 10 ～ 15 克，每日 3 次。

【功效】 消食导滞。适用于产后因为面食引起的胃脘积滞，厌食呕恶，腹泻。

◎ 山药扁豆糕

【材料】 山药 200 克，鲜扁豆 50 克，陈皮 50 克，大枣 500 克。

【制法】 将山药洗净去皮，切成薄片；大枣、鲜扁豆切碎；陈皮切丝，一同放在盆内，加水搅拌，做成糕坯。上笼用武火蒸 20 分钟。

【用法】 早餐温热食，每次 50 克。

【功效】 健脾止泻。适用于产后脾胃气虚型腹泻。

◎ 炒麦粉糊

【材料】 麦粉 50 克，红糖适量。

【制法】 将麦粉炒黑，再用红糖、沸水搅拌成稠糨糊状。

【用法】 每日 1 剂，顿服，或分 2 次服。

【功效】 健脾止泻。适用于脾虚型产后腹泻。

◎ 健脾粉

【材料】 锅焦（炒黄）120 克，莲子 120 克，白糖适量。

【制法】 莲子去心，蒸熟后，晾干，和锅焦共研为细粉。

【用法】 每次 3 ～ 5 匙，加白糖、白开水调匀服用，每日 3 次。

【功效】 补中健脾，消食止泻。适用于产后脾虚腹泻不止。

◎ 茯苓造化糕

【材料】 茯苓 10 克，莲子 10 克，山药 10 克，芡实 10 克，粳米 100 克，白糖 500 克。

【制法】 莲子用水泡后去皮，去心，与茯苓、山药、芡实、粳米混合，一同磨成粉置盆内，加清水和成面团，制成糕状。上笼用武火蒸

20 ～ 30 分钟。

【用法】 作早餐食。

【功效】 健脾理胃，补虚益损。适用于产后脾胃虚弱型腹泻。

◎ 白术大枣饼

【材料】 白术 500 克，大枣 500 克，红糖适量。

【制法】 将白术烘干研为粉末；大枣煮熟去核，捣为枣泥，放入白术粉、红糖，搅匀做成小饼，约铜钱大小。上锅烘干后即可食用。

【用法】 每次 5 枚，每日 2 次，用山药汤送服。

【功效】 健脾益气止泻。适用于产后脾胃气虚型腹泻。

◎ 白术内金糕

【材料】 白术 10 克，鸡内金 10 克，干姜 1 克，大枣 30 克，面粉 500 克，白糖 300 克，酵母适量。

【制法】 先将白术、鸡内金、干姜、大枣洗净，放入砂锅内，加水煎取药汁，去渣；然后将面粉、白糖和酵母一起放在面盆内，加入药汁和匀，揉成面团，等到发酵后，加碱调至酸碱适度，做成糕坯。上笼用武火蒸 30 分钟。

【用法】 随意食。

【功效】 健脾养胃，助消化。适用于产后脾虚食积引起的腹泻。

◎ 八宝启脾糕

【材料】 党参 20 克，白术 20 克，茯苓 20 克，陈皮 15 克，泽泻 15 克，山楂 15 克，炙甘草 12 克，生猪油 500 克，蜜枣 120 克，面粉 600 克，鸡蛋 600 克，白糖 600 克，酥桃仁 60 克，蜜樱桃 60 克，黑芝麻 15 克，莲子粉 50 克，山药粉 50 克。

【制法】 将以上前 7 味药去净灰渣，加工烘干研末；生猪油切成小指头粗的丁；蜜枣去核，和桃仁切成薄片；蜜樱桃对剖。将鸡蛋去壳打入缸内，加入白糖，用筷子顺着一个方向抽打 3 ～ 5 分钟，将面粉、中药粉末、莲子粉、山药粉筛入，慢慢搅散，加放生猪油丁、桃仁片、樱桃和匀，舀入调好的蛋浆料擀平，嵌入枣片，撒上黑芝麻。用旺火蒸熟，熟后翻于案板上，揭去草纸，再翻面改成菱形块。

【用法】 每日 1 剂，温热食用。

【功效】 健脾开胃，消食止泻。适用于产后脾虚伤食型腹泻。

◎ 健脾营养抄手

【材料】 建神曲 6 克，甘草 3 克，泽泻 3 克，白豆蔻 3 克，桔梗 3 克，黄连 2 克，陈皮 9 克，茯苓 9 克，山药 15 克，党参 15 克，莲子 15 克，薏苡仁 15 克，芡实 15 克，扁豆 15 克，麦芽 15 克，山楂 12 克，藿香 5 克，光鸡 2～3 只，墨鱼 150 克，面粉 1000 克，猪瘦肉 1000 克，猪皮、杂骨、调料各适量（20 份）。

【制法】 将前 17 味中药装入纱布袋内，扎紧口，与洗净的猪皮、杂骨、墨鱼、光鸡一同放锅内，加水炖至肉烂为原汤。捞出药袋、光鸡、墨鱼，等到冷却剔下鸡肉，与墨鱼肉均切成细丝，加味精、胡椒粉、食盐调好待用。猪瘦肉剁成蓉，加适量水、食盐、胡椒粉搅成馅，以水肉不分离为度；面粉和成团，擀成面皮，切成 10 张 50 克左右的小方块，制成抄手皮，包上馅，做成抄手，下入沸水中，煮至抄手浮起约 2 分钟。然后用碗放入味精、胡椒粉、食盐，掺入熬好的原汤，每碗装 10 个抄手，并将鸡肉、墨鱼丝撒在上面。

【用法】 早、晚餐温热食。

【功效】 健脾胃，助消化，补虚损。适用于产后脾胃虚弱型腹泻。

熏洗法

◎ 法 1

【组方】 米壳 20 克，肉豆蔻 20 克，桂枝 20 克，木香 20 克，陈皮 20 克，吴茱萸 30 克。

【用法】 上药煎汤，先熏后洗双手，每次 30 分钟，每日 2～3 次。

◎ 法2

【组方】 无花果叶 60 克。

【用法】 取上药加 2000 毫升水，煎至 1500 毫升，待温洗脚，早、晚各 1 次，每次 30 分钟，15 日为 1 疗程，疗程间隔 5 日。

◎ 法3

【组方】 生黄芪 30 克，补骨脂 20 克，吴茱萸 6 克，葛根 10 克，藿香 10 克。

【用法】 上药加水适量，煎至 3000 毫升，去渣取汁。趁热熏蒸天枢、神阙、气海等穴。待药液温度适中后，用纱布蘸药汁擦洗脾俞、肾俞及神阙穴，每次擦洗 10 分钟。每日 1 次。

敷 贴 法

◎ 湿敷法

【组方】 补骨脂 20 克，吴茱萸 6 克，肉豆蔻 20 克，五味子 15 克，白芷 10 克。

【用法】 上药加水 600 毫升，煎至 300 毫升，去渣。将干净的口罩浸泡其中。温度适中后，将口罩敷盖在神阙、气海穴上 15 分钟。再用上法敷肾俞、脾俞、大肠俞穴 15 分钟。每日 1 次。

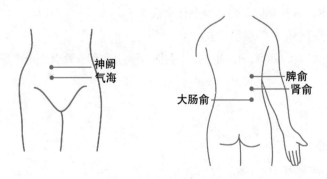

◎ 外敷法 1

【组方】 朱砂、白矾、樟脑、松香各等份。

【用法】 上药混合研匀，装瓷瓶内，密封好，2日后即融合成膏。用时挑适量药膏捻成绿豆大小，放在脐中，以胶布包裹。

◎ 外敷法 2

【组方】 吴茱萸30克，苍术30克，丁香6克，胡椒30克。

【用法】 上药用火焙干研粉，混合均匀，装瓶待用。用时取药粉2克，用茶油或热米汤调和，敷贴脐部，外用纱布封贴脐部。每日1次。

◎ 外敷法 3

【组方】 胡椒10粒。

【用法】 胡椒研成细末，撒在脐上，外用胶布固定。每日1次，连敷4～5天。

◎ 外敷法 4

【组方】 大葱适量，大粒精盐适量。

【用法】 上药炒热后布包，敷在腹部。

◎ 外敷法 5

【组方】 炮姜30克。

【用法】 炮姜捣烂，贴在脐上，盖过丹田穴，用布包裹1～2小时。

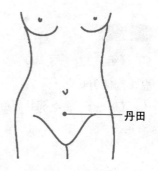
丹田

◎ 外敷法 6

【组方】 煨肉豆蔻2克，牡蛎2克，黄连2克，干姜2克，车前子2克。

【用法】 上药研为细末，用白矾水调为软膏状，置于脐上，外用胶布固定，10 日为 1 疗程。

◎ 外敷法 7

【组方】 胡椒 7.5 克，大蒜适量。

【用法】 以上 2 味捣匀作饼，贴在脐上。

◎ 熨敷法

【组方】 诃子 10 克，龙骨 10 克，牡蛎 10 克，淮山药 10 克，生姜 3 片，大枣 3 枚。

【用法】 上药捣碎，再用适量水煎熬尽，用纱布包药渣，温热熨脐处，持续 1 小时。用上药熬 3 次，熨 3 次。

药 枕 法

◎ 法 1

【组方】 干姜 200 克，当归 200 克，炒白术 200 克，大枣 200 克，甘草 200 克，赤石脂 1000 克，藿香 100 克，佩兰 100 克。

【用法】 上药分别烘干，研为细末，混匀，装入枕芯，制成药物枕头。

◎ 法 2

【组方】 黑豆 500 克，补骨脂 500 克，肉豆蔻 500 克，吴茱萸 100 克，肉桂 100 克。

【用法】 将上药共研细末，混匀，装入枕芯，制成药物枕头。

十八

产后腹痛

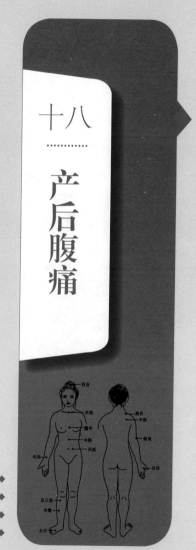

百会

天突

膻中

中脘

天枢

内关

足三里

丰隆

太冲

肩井

天宗

曲池

合谷

病因
症状
预防
调养

产后小腹部疼痛为主者，称产后腹痛，是指产后子宫收缩时引起的收缩痛，又称"产后痛""宫缩痛"。本病相当于中医学"产后腹中疼痛""儿枕痛"范畴。

病　因

产后腹痛主要是由于气血运行不畅，迟滞而痛，有虚实之分。虚者以血虚多见，因为产后失血，冲任空虚，胞宫失养，气血运行无力，而使血流运行迟缓，滞而腹痛；实者以血瘀多见，可因肝郁气滞或受寒而致瘀血停滞胞宫，不通则痛。

症　状

本病可以分成3种类型，症状如下：

（1）**血虚**　产后小腹隐痛、喜按，恶露量少、色淡，头晕目花，心悸怔忡，面色萎黄，大便干结。苔薄，舌淡红，脉细弱。

（2）**血瘀**　产后小腹疼痛或胀痛拒按，热敷可减痛，恶露色黯，量少不畅或夹小血块，面色青白，四肢不暖。苔薄白滑，脉弦紧。

（3）**寒凝**　产后小腹冷痛，热敷可减痛，面色青白，四肢不温，痛甚欲呕，恶露量少，色紫有块。苔白滑，舌黯淡，脉沉紧。

预　防

（1）保持心情愉快，避免各种精神刺激因素，以助气血运行。

（2）注意保暖防风，尤其要保护下腹部，忌用冷水洗浴。

（3）卧床休息，保证充足睡眠，避免久站久坐。产后定时半坐位或侧卧位休息，宜早期下床活动。

（4）保持外阴部清洁，预防感染。

（5）饮食有节，适宜温性食物，避免进食寒凉食物。

调 养

中药方剂

◎ 香桂丸

【材料】　当归12克，川芎15克，木香10克，炮姜10克，肉桂6克（后下），吴茱萸10克，焦山楂6克，炙甘草6克。

恶露不下者：加益母草15克，红花6克，五灵脂12克，桂枝5克。痛甚者：加失笑散15克。

【制法】　上药加适量水煎煮，连煎2次，去渣取汁，将2次药汁合并。

【用法】　每日1剂。早、晚各1次，温热口服。

【功效】　养血散寒，祛瘀止痛。适用于血瘀型产后腹痛。

◎ 鹿角霜汤

【材料】　鹿角霜末50克，酒适量。

【制法】　上药加酒、水各半煎煮。

【用法】　每日1剂。早、晚各1次，温热口服。

【功效】　补益精血。适用于血虚型产后腹痛，恶露不尽。

◎ 地黄当归散

【材料】　干地黄100克，当归100克，生姜25克。

【制法】　将上药共研细末备用。

【用法】 每次 10 克，用姜汤调服，每日 2 次。

【功效】 补血散寒。适用于血虚型产后腹痛，恶露不尽。

◎ 当归地黄合剂

【材料】 当归 40 克，续断 40 克，肉桂 40 克，川芎 40 克，干姜 40 克，麦冬 40 克，芍药 60 克，吴茱萸 100 克，干地黄 100 克，甘草 30 克，白芷 30 克，黄芪 40 克，大枣 20 枚，酒 2000 毫升。

【制法】 将上药共研细末，布包，用酒浸在干净的容器中，经一宿，加水 1000 毫升煮取 150 毫升。

【用法】 饭前温饮 15～20 毫升，每日 3 次。

【功效】 益气补血，温经止痛。适用于产后血虚兼寒凝引起的腹痛。

◎ 红花桂皮汤

【材料】 红花 6～9 克，桂皮 6～9 克，红糖适量。

【制法】 上药加适量水煎煮，连煎 2 次，去渣取汁，将 2 次药汁合并，加入红糖调味。

【用法】 每日 1 剂。早、晚各 1 次，温热口服。

【功效】 活血化瘀，温经散寒。适用于血瘀型产后腹痛。

◎ 当归建中汤

【材料】 芍药 15 克，当归 15 克，桂枝（后下）6～10 克，炙甘草 10 克，生姜 10 克，大枣 10 枚，饴糖 30 克。

【制法】 上药加适量水煎煮，连煎 2 次，去渣取汁，将 2 次药汁合并。

【用法】 每日 1 剂。早、晚各 1 次，温热口服。

【功效】 养血散寒。适用于产后血虚兼寒凝引起的腹痛。

◎ 当归山药汤

【材料】 当归 15 克，山药 15 克，续断 15 克，熟地黄 15 克，阿胶

（烊化）9克，人参 6～9 克，麦冬 9～15 克，肉桂 3 克，甘草 3～6 克。

【制法】 上药加适量水煎煮，连煎 2 次，去渣取汁，将 2 次药汁合并。

【用法】 每日 1 剂。早、晚各 1 次，温热口服。

【功效】 补益气血。适用于血虚型产后腹痛。

◎ 延胡索汤

【材料】 鸡血藤 15 克，乌药 9 克，当归 9 克，川楝子 9 克，延胡索 9 克，川牛膝 9 克，旋覆花 4.5 克，大腹皮 4.5 克，川芎 3 克，桃仁 3 克，橘核 12 克，黄酒 1 杯。

【制法】 上药加适量水煎煮，连煎 2 次，去渣取汁，将 2 次药汁合并。

【用法】 每日 1 剂。早、晚各 1 次，温热口服。

【功效】 调和气血，兼达经络。适用于血瘀型产后腹痛。

◎ 归身荆芥炭汤

【材料】 当归身 50 克，荆芥炭 15 克。

【制法】 上药加适量水煎煮，连煎 2 次，去渣取汁，将 2 次药汁合并。

【用法】 每日 1 剂。早、晚各 1 次，温热口服。

【功效】 补血止血。适用于血虚型产后腹痛，出血不止。

◎ 当归桑椹汤

【材料】 当归 30 克，桑椹 30 克，炙黄芪 15 克，炙甘草 6 克。

【制法】 上药加适量水煎煮，连煎 2 次，去渣取汁，将 2 次药汁合并。

【用法】 每日 1 剂。早、晚各 1 次，温热口服。

【功效】 补气养血。适用于血虚型产后腹痛。

◎ 桃红山楂益母汤

【材料】 焦山楂30克，益母草30克，姜炭10克，大黄10克，当归10克，桃仁10克，红花10克，墓头回10克，甘草6克。

【制法】 上药加适量水煎煮，连煎2次，去渣取汁，将2次药汁合并。

【用法】 每日1剂。早、晚各1次，温热口服。

【功效】 活血化瘀止痛。适用于血瘀型产后腹痛，恶露不尽。

◎ 参地汤

【材料】 黄芪24克，党参15克，熟地黄15克，川续断12克，当归9克，芍药9克，川芎6克，肉桂6克，甘草6克。

【制法】 上药加适量水煎煮，连煎2次，去渣取汁，将2次药汁合并。

【用法】 每日1剂。早、晚各1次，温热口服。

【功效】 补益气血。适用于血虚型产后腹痛。

◎ 云母汤

【材料】 党参15克，云母石15克，当归12克，茯苓12克，蚕砂12克，益母草12克，防风10克，木瓜10克，薏苡仁10克，炒金铃子10克，海桐皮9克，附片（先煎）9克，桂枝9克，川芎6克。

【制法】 上药加适量水煎煮，连煎2次，去渣取汁，将2次药汁合并。

【用法】 每日1剂。早、晚各1次，温热口服。

【功效】 活血化瘀，清热利湿。适用于血瘀型产后腹痛。

◎ 肠宁汤加减

【材料】 当归12克，熟地黄12克，阿胶12克（烊化分冲），党参15克，山药12克，麦冬9克，续断6克，肉桂3克，桂枝6克，芍药18克，甘草6克。

大便溏薄，形寒冷痛者：加炮姜6克，木香9克，肉桂3克（后下），去肉苁蓉。大便干燥者：加麦冬9克。

【制法】　上药加适量水煎煮，连煎 2 次，去渣取汁，将 2 次药汁合并。

【用法】　每日 1 剂。早、晚各 1 次，温热口服。

【功效】　养血益气止痛。适用于血虚型产后腹痛。

药茶

◎ 姜楂红糖饮

【材料】　生姜 3 克，焦山楂 30 克，红糖 30 克。

【制法】　上药加适量水煎煮，连煎 2 次，去渣取汁，将 2 次药汁合并。

【用法】　每日 1 剂，分 2 次饮。

【功效】　温通散寒，祛瘀止痛。适用于寒凝血瘀引起的产后腹痛。

◎ 白菊花根茶

【材料】　白菊花根 3 枚。

【制法】　上药洗净，沸水冲泡。

【用法】　每日代茶频饮。

【功效】　利水化瘀解毒。适用于血瘀型产后腹痛。

◎ 生姜焦山楂茶

【材料】　生姜 3 克，焦山楂 30 克，红糖 30 克。

【制法】　将上 3 种材料加水适量，水煎取汁。

【用法】　每日 1 剂，分 2 次代茶饮。

【功效】　温通散寒，祛瘀止痛。适用于寒凝血瘀引起的产后腹痛。

◎ 益母草红糖茶

【材料】　茶叶 3 克，益母草 6 克，红糖 15 克。

【制法】　沸水浸泡 15 分钟。

【用法】　代茶饮。

【功效】　活血调经。适用于血瘀型产后腹痛。

◎ 红糖茶

【材料】　茶叶 3 克，红糖 100 克，黄酒适量。

【制法】　将茶叶碾成细粉，然后与红糖同放入碗中，再将烧热的黄酒倒在红糖茶粉内即可。也可将红糖、茶粉、黄酒同放碗内，隔水蒸或炖沸即成。

【用法】　代茶饮，每次 15 ~ 20 克。

【功效】　益气活血祛瘀。适用于血瘀型产后腹痛。

◎ 益母草姜枣茶

【材料】　生姜 30 克，益母草 50 克，大枣 20 克，红糖 15 克。

【制法】　将上几味放入瓦锅内，加水适量，水煎取汁。

【用法】　代茶饮，每日 1 剂，连服数日。

【功效】　活血散瘀，通络止痛。适用于血瘀、血虚引起的产后腹痛。

◎ 山楂糖水

【材料】　山楂 60 克，红糖 30 克。

【制法】　山楂洗净，放入锅内，加水适量，用文火煎煮 5 分钟后，加入红糖稍煮片刻即可。

【用法】　趁热饮，每日 1 次，连服 7 日。

【功效】　活血止痛。适用于血瘀型产后腹痛。

◎ 白芍甘草茶

【材料】　白芍 15 克，炙甘草 6 克，红糖适量。

【制法】　将白芍、甘草洗净，加适量水煎煮 40 分钟，去渣取汁。

调入适量红糖，即可服用。

【用法】 代茶常饮。

【功效】 散寒止痛。适用于寒凝型产后腹痛。

◎ 川芎红花茶

【材料】 川芎 10 克，红花 10 克，红糖适量。

【制法】 将川芎、红花洗净，一并加入杯中，用沸水浸泡约 40 分钟，调入适量红糖，即可服用。

【用法】 代茶常饮。

【功效】 活血止痛。适用于血瘀型产后腹痛。

◎ 干姜红糖茶

【材料】 干姜 10 克，木香 10 克，红糖适量。

【制法】 将干姜、木香洗净，加适量水煎煮 40 分钟，去渣取汁。调入适量红糖，即可服用。

【用法】 代茶常饮。

【功效】 散寒止痛。适用于寒凝气滞型产后腹痛。

药粥

◎ 泽兰粥

【材料】 泽兰 30 克，粳米 50 克。

【制法】 将泽兰加水煎取浓汁，去渣留汁，加入洗净的粳米煮成粥。

【用法】 早、晚餐空腹食用。

【功效】 开胃助消化，活血化瘀，行气止痛。适用于血瘀型产后腹痛。

◎ 山药粥

【材料】 生山药 50 克，精羊肉 100 克，粳米 100 克。

【制法】 将精羊肉与生山药分别加水煮至极烂，剁如泥状，然后与羊肉汤相和，并放入洗净的粳米煮粥。

【用法】 空腹温热食用。

【功效】 益气补虚，温中暖下。适用于寒凝型产后腹痛。

◎ 鸡蛋大枣粥

【材料】 鸡蛋 2 枚，大枣 10 枚，粳米 100 克。

【制法】 将大枣洗净，和淘洗干净的粳米一并放入锅中，加适量水。中火煮沸后打入鸡蛋，再煮约 30 分钟。至粥熟，即可食用。

【用法】 早、晚分食。

【功效】 补血益气。适用于血虚型产后腹痛。

◎ 芪枣粥

【材料】 黄芪 20 克，大枣 10 枚，粳米 100 克。

【制法】 将黄芪、大枣洗净，用纱布扎好，和淘洗干净的粳米一并放入锅中，加适量水。用中火熬煮约 45 分钟。至粥熟，去除药袋，即可食用。

【用法】 早、晚分食。

【功效】 补益气血。适用于血虚型产后腹痛。

◎ 炮姜羊肉粥

【材料】 炮姜 20 克，羊肉 50 克，粳米 100 克，精盐适量，味精适量。

【制法】 将炮姜用纱布扎好，羊肉洗净切片，和淘洗干净的粳米一并放入锅中，加适量水。用大火煮沸后，再用中火熬煮约 30 分钟。至粥熟，去除药袋，加入适量精盐、味精即可食用。

【用法】 早、晚分食。

【功效】 散寒止痛。适用于寒凝型产后腹痛。

◎ 丝瓜荸荠粥

【材料】 丝瓜 30 克，荸荠 20 克，丁香 6 克，粳米 100 克，精盐适量，味精适量。

【制法】 将丝瓜、荸荠洗净切片，丁香用纱布扎好，和淘洗干净的粳米一并放入锅中，加适量水。用大火煮沸后，再用中火熬煮约 30 分钟。至粥熟，去除药袋，加入适量精盐、味精即可食用。

【用法】 早、晚分食。

【功效】 活血祛瘀。适用于血瘀型产后腹痛。

◎ 益母草山楂粥

【材料】 益母草 30 克，山楂 30 克，粳米 50 克。

【制法】 用 500 毫升水煮益母草、山楂，去渣取汁，再加入洗净的粳米煮成粥。

【用法】 每日食用 3 次。

【功效】 活血化瘀，生新血，祛瘀血，止痛。适用于血瘀型产后腹痛。

◎ 木香白芍粥

【材料】 木香 10 克，白芍 12 克，炙甘草 5 克，粳米 100 克，红糖适量。

【制法】 将木香、白芍、甘草洗净，用纱布扎好，和淘洗干净的粳米一并放入锅中，加适量水。用大火煮沸后，再用中火熬煮约 30 分钟。至粥熟，去除药袋，加入适量红糖即可食用。

【用法】 早、晚分食。

【功效】 理气止痛。适用于血虚型产后腹痛。

◎ 羊肉萝卜高粱粥

【材料】 羊肉 500 克，白萝卜 100 克，葱花 5 克，生姜末 5 克，黄酒 10 克，五香粉 10 克，精盐 10 克，麻油 25 克，橘皮 5 克，羊肉汤

1500 克，高粱米 150 克。

【制法】 橘皮洗净切成末；羊肉洗净切成薄片，放入锅中，加羊肉汤、黄酒、五香粉、橘皮末，煮至羊肉碎烂，再加入淘洗干净的高粱米和切成细丁的白萝卜，一同煮成稀粥，加入精盐、葱花、生姜末、麻油调味即成。

【用法】 每日 1 剂，分次食用。

【功效】 补中益气，安心止惊，开胃消谷。适用于血虚型产后腹痛。

【禁忌】 有痰火、湿热、实邪、热病的人均不宜服用。

药汤

◎ 归芪羊肉汤

【材料】 当归 15 克，黄芪 30 克，生姜 15 克，白芍 12 克，桂枝 6 克，羊肉 150 克，精盐适量。

【制法】 将羊肉剔去筋膜，入沸水锅内焯去血水，捞出晾凉，剁块；其余用料洗净，生姜拍烂。将全部用料放入锅内，加清水适量，大火烧沸后，打去浮沫，改用小火再煮 1.5 ~ 2 小时至羊肉熟烂，加精盐调味。

【用法】 饮汤吃肉，一天之内服完。

【功效】 益气养血，缓急止痛。适用于血虚型产后腹痛。

◎ 羊排粉丝汤

【材料】 羊排骨 500 克，干粉丝 50 克，生姜、葱、香菜、精盐各适量。

【制法】 将羊排切块；用热油适量爆香蒜茸，倒入羊排煸炒至干，加醋再炒干后，加水适量及生姜、葱，大火煮沸，去浮沫；再用小火焖煮 1.5 ~ 2 小时；投入用沸水浸泡后的粉丝，撒上香菜，待沸加精盐调味即可。

【用法】 佐餐食用。

【功效】 补虚，散寒。适用于虚寒型产后腹痛。

◎ 肉桂血藤紫河车汤

【材料】 肉桂 3 克，鸡血藤 30 克，桂圆肉 30 克，紫河车 1 个，生姜 15 克。

【制法】 将紫河车挑去血络，漂洗干净，切块；其余用料洗净，生姜拍烂。除肉桂外，其余用料放入锅内，加清水适量，大火煮沸后，改小火再煮 2 小时，至紫河车熟烂；入肉桂，以微火煮 15 ～ 20 分钟，加精盐调味。

【用法】 吃肉及桂圆肉，饮汤，一天之内服完。

【功效】 活血补血，散寒止痛。适用于寒凝血瘀型产后腹痛。

【禁忌】 湿热下注者忌用。

药酒

◎ 当归续断酒

【材料】 当归 40 克，川续断 40 克，肉桂 40 克，川芎 40 克，干姜 40 克，白芍 50 克，吴茱萸 100 克，生地黄 100 克，甘草 30 克，白芷 30 克，大枣 20 克，白酒 2000 毫升。

【制法】 将前 11 味共研成细末，入布袋，置容器中，加酒密封，浸泡 1 日，去渣留液，加水 1000 毫升，煎煮为 1500 毫升。

【用法】 温饮，每次 20 毫升，每日 3 次。

【功效】 补虚损。适用于血虚型产后腹痛。

◎ 翅卫矛酒

【材料】 翅卫矛 15 ～ 30 克，白酒 500 毫升。

【制法】 将上药切碎，置容器中，倒入白酒，密封浸泡 7 日后，过滤去渣即成。

【用法】 口服，每次 10 毫升，每日 2 次。

【功效】 活血散瘀，调经镇痛。适用于血瘀型产后腹痛。

◎ 红蓝花酒

【材料】 红花 45 克，益母草 90 克，黄酒 1000 毫升。

【制法】 将益母草捣碎，与红花一起放入酒坛内，加黄酒在文火上加热至微沸，取下，加盖浸泡 3 ~ 5 天，滤去药渣，澄清装瓶即可。

【用法】 口服，每日早、晚各空腹温服 40 ~ 80 毫升。

【功效】 活血调经，化瘀消肿。适用于血瘀型产后腹痛。

◎ 芍药当归酒

【材料】 白芍 120 克，当归 90 克，茯苓 30 克，泽泻 30 克，川芎 60 克，甘草 60 克，白酒 1000 毫升。

【制法】 前 6 味药共研为粗末，入布袋，置容器中，加酒，隔水煮 45 分钟，去渣取汁。

【用法】 空腹温服，每次 30 毫升，每日 2 次。

【功效】 和血止痛。适用于血瘀型产后腹痛。

◎ 益母草酒

【材料】 益母草 60 克，黄酒 200 毫升。

【制法】 益母草切碎，置容器中，加酒，煮成 100 毫升，去渣取汁。

【用法】 口服，每日 1 剂，分 2 次。

【功效】 调经和血。适用于血瘀型产后腹痛。

保健菜肴

◎ 蜜饯红娘

【材料】 山楂糕 300 克，淀粉 50 克，精白面粉 50 克，白糖 150

克，蜂蜜 30 克，植物油（实耗）500 克。

【制法】 将淀粉和面粉加水调成糊；山楂糕切成手指粗条，放入糊中抓匀，将其连续下入烧至六七成热的植物油中（不得粘连），炸至呈黄色时捞出；另锅内加少量水，入白糖、蜂蜜，文火熬至水尽将成丝时，将山楂条倒入，翻炒均匀，冷却装瓶。

【用法】 每日 1 剂，分 2 ~ 3 次服。

【功效】 活血化瘀，消食化积。适用于血瘀型产后腹痛。

◎ 当归烧羊肉

【材料】 羊瘦肉 500 克，当归 75 克，生姜 750 克，大茴香适量，桂皮适量，精盐适量。

【制法】 将当归、生姜入布袋，用线扎好，与洗净切成块的羊肉一同入锅，加大茴香、桂皮和适量水，小火焖煮至烂熟，去大茴香、桂皮和药袋即成。

【用法】 佐餐食用。每日 1 剂，分 1 ~ 2 次温热食。

【功效】 散寒补血，温脾健胃，调经散风。适用于寒凝血虚型产后腹痛。

◎ 米酒蒸螃蟹

【材料】 螃蟹数只，米酒适量。

【制法】 将螃蟹洗净，盛碗内，隔水蒸。将熟时加入米酒 1 ~ 2 汤匙，再蒸片刻。

【用法】 饮汤，食蟹肉（可蘸熟植物油、酱油等调味品）。

【功效】 活血化瘀。适用于血瘀型产后腹痛。

◎ 三七蒸鸡

【材料】 仔母鸡胸脯肉 250 克，三七粉 15 克，冰糖适量。

【制法】 将三七粉、冰糖与鸡肉片拌匀，隔水密闭蒸熟。

【用法】 一日内分 3 次食用。

【功效】 益气血，补肝肾。适用于血虚型产后腹痛。

◎ 鱼鳞胶

【材料】 鲤鱼鳞 200 克。

【制法】 将鱼鳞洗净，加水适量，文火熬成胶冻状。每次 60 克，黄酒冲化。

【用法】 温服，每日 2 次。

【功效】 祛瘀生新，活血养血。适用于血瘀型产后腹痛。

◎ 野鸡肉馄饨

【材料】 野鸡 1 只，面粉适量，调味品适量。

【制法】 野鸡去毛和内脏，洗净，取其肉，剁细作馅，进行调味；面粉加水和成面皮，包馄饨后煮熟。

【用法】 空腹食。

【功效】 益气血，补肝肾。适用于产后体虚所致腹痛、腰膝疼痛等。

熏洗法

◎ 法 1

【组方】 吴茱萸 30 克，小茴香 30 克。

【用法】 将上药加水 2000 毫升，水煎取汁 1000 毫升，滤取药液。用毛巾擦洗腹部。每次 20 分钟，每日 3 次，5 天为 1 疗程。

◎ 法 2

【组方】 小蓟 60 克，益母草 30 克，淮牛膝 15 克，车前子 15 克，血余炭 3 克。

【用法】 将上药加水 1000 毫升，将煎出的药液倒入盆中，趁热对腹部进行熏蒸。待药汁温后，浸洗下腹部。

◎ 法3

【组方】 干姜 30 克，艾叶 30 克，红花 20 克，鸡血藤 30 克，桂枝 15 克，淮牛膝 25 克。

【用法】 将上药一起放入盆中，加适量沸水，将双足放入水中，浸泡大约 40 分钟。每日 1 次。

按摩法

◎ 法1

【操作方法】 产妇取俯卧位，医者双手掌推揉胸、背、腰骶部数分钟；双手拇、食指自长强穴捏脊至大椎穴处十数遍，捏背过程中在大肠俞、肾俞、脾俞、肝俞、膈俞、肺俞穴处重提数次。

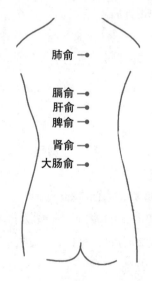

肺俞 →

膈俞 →
肝俞 →
脾俞 →

肾俞 →
大肠俞 →

◎ 法2

【操作方法】 产妇取俯卧位或半卧位，医者双手多指按揉下肢数遍；然后拇指按、揉足三里、阴陵泉、三阴交、公孙穴各 1 分钟，大鱼际压放冲门穴。

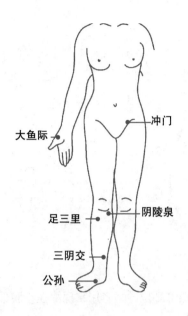

大鱼际—
冲门—
足三里—
阴陵泉—
三阴交—
公孙—

◎ **法3**

【**操作方法**】 产妇取俯卧位,医者单或叠掌按揉腰背部数遍;单掌反复揉搓腰骶部数分钟,以温热感透入腹部为宜;拇指揉、按肝俞、三焦俞、次髎穴各1分钟。

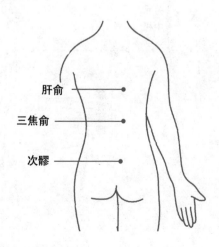

肝俞—
三焦俞—
次髎—

◎ **法 4**

【**操作方法**】 医者用拇指指腹从上到下推血海穴 5 ～ 8 分钟；产妇仰卧，术者以食指用直推法自上脘穴推至下脘穴，反复推摩 5 ～ 10 分钟。

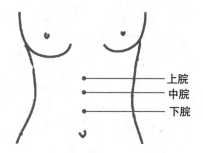

上脘
中脘
下脘

◎ **法 5**

【**操作方法**】 取仰卧位，医者用掌揉法在小腹部反复施术 3 ～ 5 分钟；指压神阙、气海、关元、中极穴各 3 ～ 5 分钟；指压血海、三阴交穴各 3 ～ 5 分钟。取俯卧位，医者用指揉法揉肾俞、肝俞、八髎穴，反复施术各 3 ～ 5 分钟。

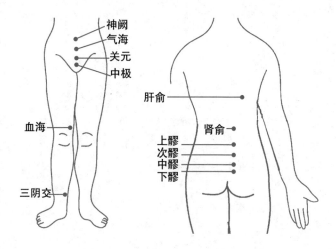

神阙
气海
关元
中极

血海

三阴交

肝俞

肾俞
上髎
次髎
中髎
下髎

◎ **法 6**

【**操作方法**】 产妇仰卧，以震颤法点揉神阙、关元、气海穴各 2 分钟，用补法；点揉足三里穴 2 分钟，用补法；产妇俯卧，点揉肾俞、命门、次髎穴各 3 分钟，用补法，以热透腹中为度。

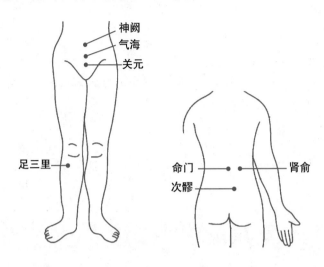

刮 痧 法

◎ 刮痧法

【操作方法】 刮腰阳关；点揉关元、中极穴；刮血海、足三里、三阴交穴。

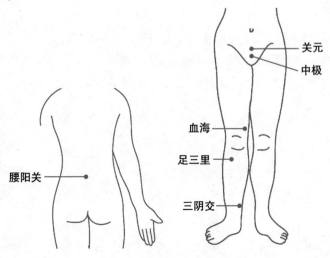

拔 罐 法

◎ 法 1

【取穴】 膈俞、中极、归来、血海、三阴交穴。

【操作方法】 膈俞穴用梅花针轻叩刺，以皮肤略有出血为度，之后拔罐，以有较多血点冒出皮肤为度。余穴采取单纯拔罐法，留罐 10 分钟，每日 1 次，3 次为 1 疗程。

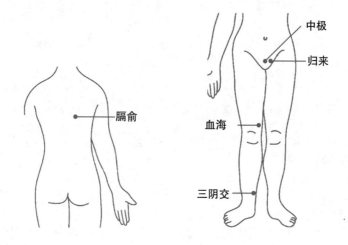

◎ 法 2

【取穴】 脾俞、关元、中极、足三里、三阴交穴。

【操作方法】 先用艾条点燃温灸各穴 15 分钟，以皮肤有温热感和人体感觉舒适为宜，之后吸拔火罐，留罐 10 分钟，每日 1 次，10 次为 1 疗程。

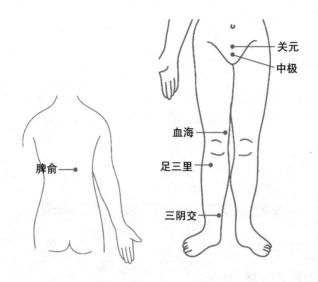

关元
中极
血海
足三里
三阴交
脾俞

敷 贴 法

◎ 熨敷法 1

【组方】 食盐 500 克，小茴香 30 克。

【用法】 共炒热，分装 2 个布袋，交替熨小腹。

◎ 熨敷法 2

【组方】 当归 20 克，桂枝 20 克，黄芪 25 克。

【用法】 共研末，炒热，用纱布包好，贴在肚脐处。

◎ 熨敷法 3

【组方】 红花 20 克，川芎 20 克，当归 25 克。

【用法】 共研末，炒热，用纱布包好，贴在肚脐处。

◎ 熨敷法 4

【组方】 干姜 20 克，肉桂 6 克，吴茱萸 15 克。

【用法】 共研末，炒热，用纱布包好，敷于肚脐处。

◎ 熨敷法 5

【组方】 吴茱萸 15 克，栀子 19 克，桃仁 19 克，沉香 19 克。

【用法】 将上药研为细末，用酒调匀，加热后敷于小腹。

◎ 熨敷法 6

【组方】 艾绒适量。

【用法】 将艾绒铺脐部，用纱布覆盖，放上热水袋熨。

◎ 熨敷法 7

【组方】 苎麻根 120 克。

【用法】 将苎麻根洗净切极碎，用酒炒后，趁热敷于小腹。

◎ 外敷法 1

【组方】 党参 10 克，当归 10 克，川芎 10 克，甘草 6 克，黄酒适量。

【用法】 共研细末，每次取 10 克，黄酒调成糊状，敷贴在脐部，覆盖固定，每日换药 1 次，直至病愈。

◎ 外敷法 2

【组方】 蒲黄、炒五灵脂等量，醋适量。

【用法】 将上药用醋熬膏，敷于下腹部。

十九

产后关节痛

百会
天突
膻中
中脘
关元
内关

肩井
天池
曲池
合谷

足三里
丰隆

太冲

妇女产褥期间，出现肢体酸痛、麻木重着者，称为"产后身痛"或"产后关节痛"，亦称"产后痛风"。

病　因

（1）**血虚**　素体血虚，产时失血过多，阴血亏虚，四肢百骸空虚，经脉、关节失去濡养，则肢体麻木、酸痛。

（2）**血瘀**　由于产后余血未净，瘀血留滞经络、筋骨之间，或因难产手术，扰动气血，或因寒、因热，以致血行不畅，瘀阻经脉、关节，发为疼痛。

（3）**外感**　产后百节空虚，卫表不固，腠理不密，加上起居不慎，风寒湿邪乘虚而入，滞留关节、肢体，气血运行不畅，瘀滞而痛。

（4）**肾虚**　素体肾虚，又因产伤扰动肾气，腰为肾之府，足跟为肾经所过，肾虚则腰膝酸痛、身痛、足跟痛。

症　状

（1）**血虚**　产后周身酸痛，肢体麻木，关节酸楚，面色萎黄，头晕心悸；舌淡红，少苔，脉细弱。

（2）**血瘀**　产后周身疼痛，或关节刺痛、屈伸不利，按之痛甚，恶露量少色黯，小腹疼痛拒按；舌紫黯，苔薄白，脉弦涩。

（3）**外感**　产后肢体、关节疼痛，屈伸不利，或痛处游移不定，或冷痛剧烈，怕冷恶风，或关节肿胀，麻木重着；初起可有恶寒，发热，头痛；舌淡，苔薄白，脉浮紧。

（4）**肾虚** 产后腰膝关节、足跟酸痛，无法俯仰，头晕耳鸣，夜尿多；舌淡黯，苔薄白，脉沉细。

预 防

（1）冬季居室应保持温暖干燥，夏天应避免过吹电扇，空调不能调得过低。

（2）保持床铺及衣着干燥清洁。长期卧床须防褥疮发生。关节处放置软枕头或海绵垫，避免局部受压而增加疼痛。

（3）产后注意休息，不要过早、过多地用手干重活，尤其注意要少接触冷水，避免手足受凉。

（4）睡前用温水泡脚，同时用双手按摩双足，先足背后足心，直至微微发热为度。晨起喝些姜枣桂圆汤。

（5）要保持情绪安静，不要因病痛而焦虑不安。

调 养

中药方剂

◎ **补血通络膏**

【材料】 当归 150 克，黄芪 100 克，熟地黄 100 克，桂枝 60 克，鸡血藤 200 克，白芍 150 克，阿胶 200 克。

【制法】 将前 6 味洗净，每次煎煮 50 分钟，煎煮 3 次，滤渣取汁。然后在药汁中加入阿胶，小火收膏。

【用法】 每日 1 次，每次 2 匙。

【功效】 补益气血，通络止痛。适用于血虚型产后关节痛。

◎ **养血祛风通络膏**

【材料】 桑寄生 100 克，当归 150 克，穿山甲 50 克，牛膝 100 克，肉桂 100 克，秦艽 100 克，路路通 100 克，片姜黄 80 克，独活 150 克，川芎 150 克，阿胶 200 克。

【制法】 将前 10 味洗净，每次煎煮 50 分钟，煎煮 3 次，滤渣取汁。然后在药汁中加入阿胶，小火收膏。

【用法】 每日 1 次，每次 2 匙。

【功效】 活血祛瘀，温通血脉。适用于血瘀型产后关节痛。

◎ 补肾壮骨通络膏

【材料】 桑寄生 100 克，当归 150 克，熟地黄 150 克，淮牛膝 100 克，杜仲 100 克，金狗脊 120 克，鸡血藤 150 克，独活 150 克，川芎 150 克，阿胶 200 克。

【制法】 将前 9 味洗净，每次煎煮 50 分钟，煎煮 3 次，滤渣取汁。然后在药汁中加入阿胶，小火收膏。

【用法】 每日 1 次，每次 2 匙。

【功效】 补肾壮骨，活血祛瘀。适用于肾虚型产后关节腰痛。

◎ 活血散寒通络膏

【材料】 桃仁 100 克，益母草 100 克，红花 150 克，川芎 100 克，当归 150 克，桂枝 100 克，制附片 50 克，威灵仙 100 克，白蜜 500 克。

【制法】 将前 8 味洗净，每次煎煮 50 分钟，煎煮 3 次，滤渣取汁。然后在药汁中加入白蜜，小火收膏。

【用法】 每日 1 次，每次 2 匙。

【功效】 温通经脉，活血通络。适用于血瘀型产后关节痛。

◎ 当归桂心散

【材料】 当归 2 份，桂心 1 份，黄酒适量。

【制法】 将前 2 味药共研细末备用。

【用法】 每次 3 克，每日 2 次，黄酒适量冲服。

【功效】 补血温经散寒。适用于血虚型产后关节痛。

◎ 黄芪干姜当归汤

【材料】 黄芪 30 克，当归 30 克，干姜 10 克。

【制法】 上药加适量水煎煮，去渣取汁。

【用法】 每日 1 剂。早、晚各 1 次，温热口服。

【功效】 益气养血，温经散寒。适用于血虚型产后关节痛。

◎ 羌活黄芪汤

【材料】 羌活 15 克，黄芪 15 克，当归 10 克。

【制法】 上药加适量水煎煮，连煎 2 次，去渣取汁，将 2 次药汁合并。

【用法】 每日 1 剂。早、晚各 1 次，温热口服。

【功效】 益气养血，祛风通络。适用于血虚型产后关节痛。

◎ 清热除痹汤

【材料】 金银花藤 31 克，桑枝 31 克，威灵仙 9 克，防己 9 克，追地风 9 克，青风藤 16 克，海风藤 16 克，络石藤 16 克。

【制法】 上药加适量水煎煮，连煎 2 次，去渣取汁，将 2 次药汁合并。

【用法】 每日 1 剂。早、晚各 1 次，温热口服。

【功效】 清热散湿，疏风活络。适用于产后寒湿身痛，关节红肿灼痛。

◎ 泽兰炖黄酒

【材料】 泽兰叶 10 ～ 15 克，黄酒适量。

【制法】 泽兰叶洗净，与黄酒一并放入锅中炖煮，去渣取汁。

【用法】 每日 1 ～ 2 次，温热服。

【功效】 活血化瘀，温经止痛。适用于血瘀型产后关节痛。

◎ 苏木汤

【材料】 苏木 15 ～ 30 克，白酒 50 毫升。

【制法】 将苏木加适量水煎煮，去渣取汁，调入白酒即成。

【用法】 每日 1 剂。早、晚各 1 次，温热口服。

【功效】 活血通络止痛。适用于血瘀型产后关节痛。

◎ 血藤当归汤

【材料】 鸡血藤 30 克，当归 15 克，黄酒适量。

【制法】 将鸡血藤、当归加适量水煎煮，去渣取汁，调入黄酒即成。

【用法】 每日 1 剂。早、晚各 1 次，温热口服。

【功效】 补血活血，散瘀止痛。适用于血瘀型产后关节痛。

◎ 活络蠲痹汤

【材料】 鸡血藤 15 克，海风藤 15 克，威灵仙 12 克，地龙 12 克，防己 12 克，当归 12 克，五灵脂 9 克，防风 9 克，穿山甲 30 克。

【制法】 上药加适量水煎煮，连煎 2 次，去渣取汁，将 2 次药汁合并。

【用法】 每日 1 剂。早、晚各 1 次，温热口服。

【功效】 祛风活络，蠲痹定痛。适用于外感寒湿型产后关节痛。

◎ 舒筋汤

【材料】 鸡血藤 15 克，络石藤 10 克，海风藤 10 克，夜交藤 10 克，寻骨风 10 克，伸筋草 10 克，鹿衔草 10 克，当归 10 克，赤芍 10 克，白芍 10 克，狗脊 10 克，桑寄生 10 克。

【制法】 上药加适量水煎煮，连煎 2 次，去渣取汁，将 2 次药汁合并。

【用法】 每日 1 剂。早、晚各 1 次，温热口服。

【功效】 舒筋活络，祛风散湿，通瘀止痛。适用于外感寒湿型产后关节痛。

◎ 虎骨黄芪汤

【材料】 虎骨（猫骨代）15克，木瓜15克，千年健15克，追地风15克，牛膝15克，乳香15克，没药15克，黄芪40克，杜仲20克，老公鸡骨1具。

【制法】 上药加适量水煎煮，连煎2次，去渣取汁，将2次药汁合并。

【用法】 每日1剂。早、晚各1次，温热口服。

【功效】 补肾强骨，通络止痛。适用于外感寒湿型产后关节痛，行走不便。

◎ 变通当归四逆汤

【材料】 当归10克，炒白芍10克，桂枝10克，细辛3克，通草3克，大枣6枚，没药6克，炙甘草6克，黄芪15克，桑枝15克，秦艽15克。

【制法】 上药加适量水煎煮，连煎2次，去渣取汁，将2次药汁合并。

【用法】 每日1剂。早、晚各1次，温热口服。

【功效】 益气养血，温经散寒。适用于血虚型产后关节痛。

◎ 养荣壮肾汤加减

【材料】 当归12克，川芎10克，独活10克，肉桂3克，防风10克，杜仲12克，续断12克，桑寄生12克，熟地黄12克，牛膝10克。

下腹冷痛喜暖者：加紫石英12克（先煎），巴戟肉10克，仙灵脾10克。头晕目涩者：加枸杞子10克，女贞子10克。

【制法】 上药加适量水煎煮，连煎2次，去渣取汁，将2次药汁合并。

【用法】 每日1剂。早、晚各1次，温热口服。

【功效】 补肾强腰，养血祛风，壮筋骨。适用于肾虚型产后关节痛。

◎ 蠲痹汤加减

【材料】 羌活 10 克，独活 10 克，桂枝 10 克，秦艽 10 克，当归 10克，川芎 10 克，炙甘草 5 克，桑枝 15 克，海风藤 15 克，牛膝 12 克，防风 6 克。

关节痛剧者：加延胡索15克，川草乌3克。恶露不畅者：加丹参10克，益母草12克。湿重者：加川朴10克，苍术10克，防己10克，薏苡仁30克。

【制法】 上药加适量水煎煮，连煎 2 次，去渣取汁，将 2 次药汁合并。

【用法】 每日 1 剂。早、晚各 1 次，温热口服。

【功效】 温经散寒，祛风除湿。适用于外感寒湿型产后关节痛。

◎ 补阴壮骨汤

【材料】 熟地黄 15 克，山茱萸 15 克，龟甲 15 克，山药 12 克，知母 10 克，黄柏 10 克，女贞子 10 克，侧柏叶 10 克，赤芍 10 克，淮牛膝 10 克，枸杞子 10 克，鹿角胶（烊化）10 克。

【制法】 上药共加水 1000 毫升左右，将药浸泡 20 分钟后，用武火煮沸，再以文火煎 40 分钟左右，取汁。药渣再加水 500 毫升，煎法同上。将 2 次药液合并。

【用法】 早、中、晚分 3 次空腹服下。每日 1 剂，连服 5～7 剂。

【功效】 益肾，滋阴，强筋止痛。适用于肾虚型产后关节痛。

◎ 独活寄生汤

【材料】 独活 9 克，桑寄生 18 克，杜仲 9 克，牛膝 9 克，细辛 3克，秦艽 9 克，茯苓 12 克，肉桂 3 克，防风 9 克，川芎 6 克，当归 12克，党参 12 克，白芍 9 克，熟地黄 15 克，甘草 6 克。

【制法】 上药共加水 1000 毫升左右，将药浸泡 20 分钟后，用武火煮沸，再以文火煎 40 分钟左右，取汁。药渣再加水 500 毫升，煎法同上。将 2 次药液合并。

【用法】 早、中、晚分 3 次空腹服下。7 日为一疗程，连服 3 ~ 5 个疗程。

【功效】 养血祛风，散寒除湿。适用于血虚型产后关节痛。

◎ 活血散寒生化汤

【材料】 当归 10 克，桃仁 10 克，泽兰 10 克，威灵仙 10 克，延胡索 10 克，桂枝 10 克，川芎 6 克，红花 6 克，炙甘草 6 克，炮姜 5 克。

【制法】 上药共加水 1000 毫升左右，将药浸泡 20 分钟后，用武火煮沸，再以文火煎 40 分钟左右，取汁。药渣再加水 500 毫升，煎法同上。将 2 次药液合并。

【用法】 早、中、晚分 3 次空腹服下。每日 1 剂，连服 2 ~ 5 剂。

【功效】 活血止痛，祛瘀通络。适用于血瘀型产后关节疼痛。

◎ 黄芪五物汤加减

【材料】 黄芪 20 克，桂枝 10 克，当归 12 克，白芍 10 克，川芎 10 克，鸡血藤 30 克，桑枝 30 克，独活 12 克，牛膝 10 克，秦艽 10 克，生姜 3 片，大枣 6 枚。

产时失血过多、产后血虚者：加阿胶 9 克（烊冲），首乌藤 12 克，当归 9 克，熟地黄 10 克，补骨脂 10 克。头晕心悸、气短懒言者：加党参 12 克，柴胡 6 克，升麻 6 克。身痛麻木者：加地龙 10 克，威灵仙 9 克。腰痛者：加杜仲 10 克，狗脊 9 克。

【制法】 上药加适量水煎煮，连煎 2 次，去渣取汁，将 2 次药汁合并。

【用法】 每日 1 剂。早、晚各 1 次，温热口服。

【功效】 养血益气，温经通络。适用于血虚型产后关节痛。

药茶

◎ 归独茶

【材料】 当归 10 克，独活 10 克，红糖适量。

【制法】 将当归、独活洗净，一同放入杯中，用沸水浸泡约 30 分钟，加入适量红糖。

【用法】 代茶常饮。

【功效】 散寒止痛。适用于外感型产后关节痛。

◎ 当归桂圆茶

【材料】 当归 10 克，桂圆 5 枚，大枣 3 枚。

【制法】 将当归、大枣洗净，桂圆去皮，放入杯中，用沸水浸泡约 40 分钟，加入适量红糖。

【用法】 代茶常饮。

【功效】 补血和血。用于血虚型产后关节痛。

◎ 川芎红花茶

【材料】 川芎 10 克，红花 10 克，红糖适量。

【制法】 将川芎、红花洗净，一同放入杯中，用沸水浸泡约 30 分钟，加入适量红糖。

【用法】 代茶常饮。

【功效】 活血化瘀。适用于血瘀型产后关节痛。

◎ 姜枣茶

【材料】 生姜 10 克，大枣 6 枚，红糖适量。

【制法】 将生姜、大枣洗净，放入杯中，用沸水浸泡约 30 分钟，加入适量红糖。

【用法】 代茶常饮。

【功效】 养血散寒祛瘀。用于血虚感寒型产后关节痛。

◎ 山楂益母草茶

【材料】 焦山楂 30 克，益母草 30 克，桃仁 5 克，红花 5 克，大黄 10 克，当归 10 克，姜炭 10 克，甘草 6 克，红糖适量。

【制法】 将前 8 味水煎取汁，放入红糖。

【用法】 空腹代茶饮。每日 1 剂，分 2 次服。

【功效】 活血化瘀，通经止痛，生新血。适用于血瘀型产后关节痛。

◎ 葱姜糖茶

【材料】 葱白 3 根，生姜 20 克，红糖适量。

【制法】 前 2 味药加水煎 15 分钟，取浓汁，调入红糖。

【用法】 代茶饮。每日 2 次，连服 4 日。

【功效】 温经散寒，祛风除湿。适用于外感寒湿型产后关节痛。

◎ 苏叶葱白茶

【材料】 紫苏叶 15 克，葱白 3 根，红糖适量。

【制法】 前 2 味药加水煎 15 分钟，取浓汁，调入红糖。

【用法】 代茶饮。每日 2 次，连服 3 日。

【功效】 祛风散寒，养血止痛。适用于外感寒湿型产后关节痛。

◎ 杜仲牛膝茶

【材料】 杜仲 10 克，牛膝 10 克，红糖适量。

【制法】 将杜仲、牛膝洗净，一同放入杯中，用沸水浸泡约 30 分钟，加入适量红糖。

【用法】 代茶常饮。

【功效】 补益肝肾。适用于肾虚型产后关节痛。

◎ 艾叶肉桂木瓜茶

【材料】 艾叶 15 克，肉桂 2 克，木瓜 10 克，生姜 9 克。

【制法】 将上药放入锅中，加水煎取浓汁。

【用法】 代茶饮。每日 1 次，连服 3 日。

【功效】 祛风散寒止痛。适用于外感寒湿型产后关节痛。

药粥

◎ 趁痛粥

【材料】 当归9克，白术9克，独活9克，桑寄生9克，牛膝9克，薤白9克，黄芪12克，肉桂3克，炙甘草3克，生姜2片，粳米100克，红糖适量。

【制法】 将前10味中药水煎，取汁去渣，放入洗净的粳米，一同煮成粥，加红糖适量。

【用法】 早、晚空腹温热食用。

【功效】 补血益气，舒筋通络。适用于血虚型产后关节痛。

◎ 双桂粥

【材料】 肉桂2～3克，桂枝10克，粳米50～100克，红糖适量。

【制法】 将肉桂、桂枝水煎，取浓汁去渣；然后用洗净的粳米煮粥，等到粥将成时，加入药汁及红糖，煮成稀粥。

【用法】 每日早、晚温热食。

【功效】 温经散寒，通络止痛，补阳气，暖脾胃。适用于外感寒湿型产后关节痛。

◎ 杜仲木瓜粥

【材料】 杜仲10克，木瓜10克，粳米100克。

【制法】 将杜仲、木瓜洗净，用纱布扎好，与淘洗干净的粳米一同放入锅中，加适量水。用大火煮沸后，再用中火煎煮约60分钟。至粥成，去除药袋。

【用法】 早、晚分食。

【功效】 舒筋祛湿，补肾壮骨。适用于肾虚夹湿型产后关节痛。

◎ 生姜当归粥

【材料】 生姜10克，当归10克，粳米100克。

【制法】 将生姜、当归洗净切片，用纱布包扎，与淘洗干净的粳米一同放入锅中，加适量水。用中火煎煮约60分钟，至粥成，去除药袋。

【用法】 早、晚分食。

【功效】 散寒活血。适用于外感型产后关节痛。

药汤

◎ 枸杞生姜排骨汤

【材料】 猪排骨1000克，枸杞子20克，生姜片20克，小茴香3克，花椒3克，大茴香5克，食盐10克。

【制法】 将猪排骨剁块，和生姜片、枸杞子及其他调料一同放锅内，加水适量，炖至排骨肉熟烂，加入食盐调味。

【用法】 分数次食排骨、饮汤。

【功效】 补气血，续筋骨。适用于血虚型产后关节痛。

◎ 黄芪当归鸽子汤

【材料】 黄芪30克，当归6克，大枣6枚，鸽子1只。

【制法】 将鸽子去毛及内脏，与黄芪、当归、大枣同放锅内，加水适量，煮至鸽肉熟烂。

【用法】 吃肉喝汤，每日1剂。

【功效】 益气补血。适用于血虚型产后关节痛。

◎ 八珍猪骨黑豆汤

【材料】 猪骨头1000克，黑豆100克，熟地黄12克，白芍9克，当归9克，白术9克，茯苓9克，川芎6克，党参15克，甘草3克，生姜适量，食盐适量。

【制法】 将猪骨头敲碎；把熟地黄、白芍、当归、川芎、党参、白术、茯苓、甘草装入纱布袋内，扎紧。然后把猪骨头、药袋、黑豆、生姜一起放锅内，加水适量炖煮，至黑豆熟烂，放食盐调味。

【用法】 分次食，连用数日。

【功效】 补血益气，强健筋骨。适用于血虚型产后关节痛。

◎ 木瓜羊肉汤

【材料】 木瓜 1000 克，羊肉 1000 克，草果 3 克，豌豆 300 克，粳米 50 克，白糖 200 克，食盐适量，胡椒面适量。

【制法】 将粳米、草果、豌豆淘洗干净，木瓜取汁备用。将羊肉洗净切块，放入砂锅内，加入粳米、草果、豌豆、木瓜汁，加入适量清水，先用武火烧沸，后改用文火炖，至豌豆烂熟，加入白糖、食盐、胡椒面即成。

【用法】 食肉及豆等，饮汤。

【功效】 健脾除湿。适用于外感型产后关节痛。

◎ 鹿蹄汤

【材料】 鹿蹄 4 只，陈皮 6 克，草果 6 克，调料适量。

【制法】 将鹿蹄去毛，除脏洗净，和上 2 味中药同煮至肉烂，加入调料调味即可。

【用法】 空腹食肉饮汤。

【功效】 散寒，祛风湿。适用于外感寒湿型产后关节痛。

◎ 鸡蓉鲮鱼汤

【材料】 鲮鱼 2 尾（约 500 克），母鸡肉 100 克，鸡蛋（取清）1 个，胡椒粉、食盐、黄酒、水淀粉、姜片、葱花各适量。

【制法】 将鲮鱼去鳞、鳃和肠杂，洗净后拌入食盐、胡椒粉，用黄酒渍 10 分钟；鸡肉剁成蓉，加蛋清、黄酒、食盐、水淀粉搅拌，放入鱼腹内。然后将锅中加适量水烧沸，放入姜片与鲮鱼，烹入黄酒，用文火煮 1 小时，调入食盐、葱花即可。

【用法】 佐餐，食肉饮汤。

【功效】 益气血，强筋骨，祛风湿。适用于血虚型产后关节痛。

◎ 当归桂枝猪胫骨汤

【材料】 当归 20 克，桂枝 6 克，猪胫骨 500 克，食盐适量。

【制法】 将当归、桂枝切片，用纱布将 2 药包好扎紧。然后将猪胫骨砸成小块，与药袋一起放入锅内，加水适量，置火上煮汤，煎沸 1 小时后，挑出药袋，加食盐调味即成。

【用法】 每日 1 次，取汤温饮。

【功效】 活血化瘀，温经通络。适用于血瘀型产后关节痛。

◎ 当归白芍猪瘦肉汤

【材料】 当归 15 克，白芍 15 克，鸡血藤 30 克，桂枝 9 克，猪瘦肉 150 克，生姜 15 克，大枣 15 克，精盐适量。

【制法】 将猪瘦肉去油脂，改刀切块；其余用料洗净，生姜拍烂，大枣去核。将所有用料放入锅内，加清水适量，大火煮开后，改小火再煮 2 小时，加精盐调味。

【用法】 饮汤吃肉，1 天之内服完。

【功效】 养血益气，温经通络。适用于血虚型产后关节痛。

【禁忌】 阴虚有热者忌用。

◎ 杜仲寄生鹿脚筋汤

【材料】 杜仲 24 克，桑寄生 30 克，淮牛膝 24 克，鹿脚筋 30 克，大枣 15 克，生姜 15 克，精盐适量。

【制法】 将鹿脚筋用清水浸软，放入开水中，煮 10 分钟左右，除去异味；其余用料洗净，大枣去核，生姜拍烂。将所有用料放入锅内，加清水适量，大火煮沸后，改小火再煮 3 小时，加精盐调味。

【用法】 佐餐食用，1 天之内服完。

【功效】 补肾强筋。适用于肾虚型产后关节痛。

【禁忌】 外感风寒者忌用。阴血虚或恶露量多者均宜慎用。

◎ 延胡索姜黄兔肉汤

【材料】 延胡索 10 克，三七片 10 克，兔肉 150 克，姜黄 15 克，生姜 15 克，大枣 15 克，精盐适量。

【制法】 将兔肉去油脂，改刀切块；其余用料洗净，生姜拍烂，大枣去核。将所有用料放入锅内，加清水适量，大火煮开后，改小火再煮 2～3 小时，加精盐调味。

【用法】 佐餐食用，1 天之内服完。

【功效】 活血行气止痛。适用于血瘀型产后关节痛。

【禁忌】 外感风寒者忌用。恶露量多或阴虚火旺见口干、潮热盗汗者慎服。

药酒

◎ 寄生黑豆酒

【材料】 黑豆 250 克，桑寄生 200 克，酒 750 毫升。

【制法】 桑寄生碎细，黑豆炒香，用酒 750 毫升浸之，经 5 日去渣备用。

【用法】 不拘时，每次温服 1 小杯（10～15 毫升）。

【功效】 养阴柔肝，祛风通络，适用于产后关节痛，腰背疼痛。

◎ 独归豆酒

【材料】 独活 60 克，大豆 500 克，当归 10 克，酒 1000 毫升。

【制法】 将独活去芦头后，上 3 味药中先将独活、当归捣碎细，用酒 1000 毫升浸泡。1 夜后，将大豆炒至青烟出，投入酒中密封，候冷。去渣备用。

【用法】 每日 3 次，每次温饮 1 杯。

【功效】 散寒止痛。适用于产后关节痛，手足拘挛不能动。

◎ 毛鸡酒

【材料】 毛鸡（去除毛、内脏）500克，红花25克，防风25克，炮姜75克，羌活75克，益母草100克，钩藤50克，白酒1000毫升，白糖适量。

【制法】 将毛鸡和6种中药浸泡于白酒中，密封，1周后放入白糖，密封备用。

【用法】 口服，每日2次，每次9～15毫升。

【功效】 祛风活血，祛瘀生新。适用于血瘀型产后关节痛。

◎ 黑桂酒

【材料】 黑豆30克，肉桂30克，当归30克，赤芍30克，炮姜30克，生地黄30克，蒲黄30克，炙甘草20克，白酒1500毫升。

【制法】 将黑豆炒熟去皮，蒲黄炒后，和其他中药一同捣碎细，用酒浸在干净瓶中，7日后开封。

【用法】 每次15～20毫升，口服，每日3次。

【功效】 活血化瘀。适用于产后气血瘀滞，关节疼痛。

◎ 独活肉桂酒

【材料】 独活120克，肉桂18克，秦艽28克，白酒800毫升。

【制法】 将前3味捣碎，入布袋，放入容器中，加入白酒，密封浸泡10日后，去除药渣即成。

【用法】 口服，每次15～30毫升，每日3次。

【功效】 祛风胜湿，通络止痛。适用于外感型产后关节痛。

◎ 黑豆大枣酒

【材料】 黑豆500克，大枣10枚，黄酒1500毫升。

【制法】 将前2味去除杂质，用凉开水淘洗、晒干。黑豆炒至焦香，研成粗末，大枣去核，一并装入5个生绢袋（或纱布袋）内，扎紧袋口，放进瓷坛内，用黄酒浸泡，密封坛口；然后将酒坛放入水中，使

水淹没坛的 4/5，坛口露出水面，加热煮沸 4～6 小时，取下放置 5～7
日，每日摇晃 3～5 次，滤出药酒，瓶装备用。

【用法】　口服，每次 30～50 毫升，早、晚空腹温服。

【功效】　补肝肾，益气血，强筋骨。适用于血虚型产后关节痛。

保健菜肴

◎ 黄芪桂枝五物鸡

【材料】　公乌鸡（500 克左右）1 只，黄芪 30 克，桂枝 9 克，白芍
9 克，生姜 3 片，大枣 6 枚，黄酒适量，食盐适量。

【制法】　将公乌鸡去毛和内脏，洗净；将上 5 味中药洗净，装入鸡
腹内，然后将鸡放入盆中，倒入黄酒，放锅中隔水炖。炖熟后拣出药渣
不用，放入食盐调味。

【用法】　佐餐食用。

【功效】　补益气血，温经通络。适用于血虚型产后关节痛。

◎ 附片蒸狗肉

【材料】　狗肉 100 克，制附片 10 克，黄酒、熟猪油、葱节、姜
片、清汤各适量。

【制法】　将狗肉刮洗干净，整块随冷水下锅炖煮，切成肉块。取大
碗 1 个，放入狗肉、制附片、黄酒、熟猪油、葱节、姜片、清汤，隔水
蒸 3 个小时，直至狗肉酥烂即成。

【用法】　佐餐食用。

【功效】　温经散寒，壮骨活血。适用于外感寒湿型产后关节痛。

◎ 五加皮炖猪瘦肉

【材料】　五加皮 15 克，猪瘦肉 150～200 克。

【制法】　将五加皮清水稍泡，猪瘦肉洗净切块，一起放入砂锅内，
加水适量，炖煮至肉酥烂即可。

【用法】 吃肉饮汤。

【功效】 祛风除湿，滋补阴血。适用于外感寒湿型产后关节痛。

◎ 生化汤炖猪蹄

【材料】 当归12克，川芎9克，桃仁9克，炮姜9克，炙甘草9克，猪蹄1对，黄酒适量，食盐适量。

【制法】 将当归、川芎、桃仁、炮姜、炙甘草洗净，猪蹄去毛洗净，用黄酒和水各半，与中药一起炖煮，煮到猪蹄熟烂。去药渣不用，放入食盐调味。

【用法】 分2日食，饮汤吃肉。

【功效】 养血活血，祛瘀通络。适用于血瘀型产后关节痛。

◎ 猪腰焗饭

【材料】 猪腰100克，粳米250克，生姜5片。

【制法】 将猪腰切开，剔去筋膜、脏腺，洗净，改刀成腰花，放入生姜，入锅爆炒至变色熟透。粳米加水，放入电饭锅内，饭将熟时放入炒好的猪腰，一起焗，饭熟后即食。

【用法】 佐餐食用。

【功效】 补肾强腰膝。适用于肾虚型产后关节痛。

◎ 海马大枣炖羊肉

【材料】 羊肉250克，海马10克，大枣5枚，生姜6片，精盐适量。

【制法】 将海马、大枣（去核）、生姜洗净；羊肉洗净，切块，放入开水中除去膻味。把全部用料放入炖盅，加适量开水，盖好盅盖，隔开水小火炖2～3小时，加精盐调味。

【用法】 佐餐食用，饮汤食肉。

【功效】 温肾壮阳，补益气血。适用于肾虚型产后关节痛。

◎ 玉竹淮山药兔肉煲

【材料】 兔肉 250 克，玉竹 30 克，淮山药 30 克，大枣 4 枚，精盐适量。

【制法】 将玉竹、淮山药、大枣（去核）洗净；兔肉洗净，切块。把所有用料放入锅内，加清水适量，大火煮沸后，改小火煲 2 小时，入精盐调味。

【用法】 佐餐食用，饮汤吃肉。

【功效】 养阴柔筋。适用于血虚型产后关节痛。

熏洗坐浴法

◎ 法 1

【组方】 独活 20 克，防风 20 克，秦艽 30 克，黄芪 15 克。

【用法】 将上药用纱布包好，放在浴盆中，放热水至适宜的水温，人浸泡其中。每次 30 分钟。

◎ 法 2

【组方】 当归 30 克，白芍 20 克，巴戟天 30 克，黄芪 20 克，鸡血藤 30 克。

【用法】 将上药用纱布包好，放在浴盆中，放热水至适宜的水温，人浸泡其中。每次 30 分钟。

◎ 法 3

【组方】 杜仲 20 克，牛膝 30 克，鸡血藤 50 克。

【用法】 将上药用纱布包好，放在浴盆中，放热水至适宜的水温，人浸泡其中。每次 30 分钟。

◎ 法 4

【组方】 威灵仙 20 克，延胡索 20 克，桂枝 20 克，红花 20 克。

【用法】 将上药用纱布包好，放在浴盆中，放热水至适宜的水温，人浸泡其中。每次 30 分钟。

◎ 法 5

【组方】 鸡爪风 500 克，大风艾 250 克，五指风 250 克。

【用法】 将上药洗净切碎，放入锅中，加水适量，煎煮成浓汁备用，取汁先熏后洗患处。

◎ 法 6

【组方】 桑枝 60 克，秦艽 60 克，羌活 60 克，桂枝 30 克，肉桂 30克，川椒 30 克，杜仲 30 克，红花 30 克，桃仁 30 克。

【用法】 将上药放入自制蒸气锅内，加水 3000 ~ 5000 毫升，浸泡30 分钟后，煮沸待用。产妇穿短裤内衣进入蒸气治疗床，头露在外，打开蒸气阀门，温度在 40 ~ 50℃，每次熏蒸 30 分钟，每日 1 次，10 次为 1 个疗程。家庭中可将此药煎取药汁，在浴缸中浸洗。

按 摩 法

◎ 法 1

【操作方法】 以手掌或大鱼际擦八髎穴及腰骶部，以透热为度。

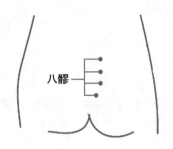

◎ 法 2

【操作方法】 以手掌或小鱼际横擦大椎穴，以透热为宜。

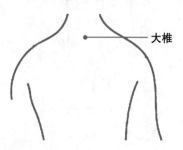

大椎

◎ 法 3

【操作方法】 用一指禅推法或按揉法施于膈俞、肝俞、脾俞、肾俞、膏肓穴，各半分钟。

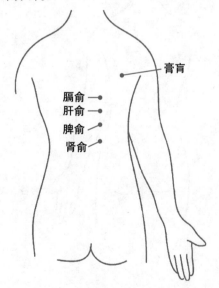

膏肓

膈俞
肝俞
脾俞
肾俞

◎ 法 4

【操作方法】 按揉血海、三阴交、足三里、丰隆、太溪等穴，每穴约 2 分钟。

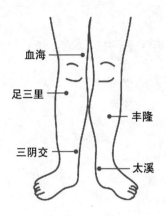

血海

足三里

丰隆

三阴交

太溪

◎ 法5

【操作方法】 轻拿上肢，按揉曲池、合谷穴，各半分钟。

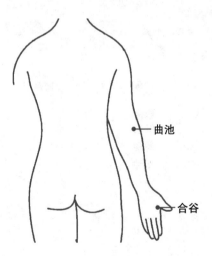

曲池

合谷

◎ 法6

【操作方法】 按顺时针方向，用摩法在脐周围治疗 6 ～ 8 分钟，重点在小腹部进行摩腹。

◎ 法 7

【操作方法】 推拉腹部，约 3 分钟。

◎ 法 8

【操作方法】 由上至下，捏脊 10 次。

拔 罐 法

【取穴】 大椎、肺俞、神阙、足三里等穴。

【操作方法】 采用灸罐法，即先拔罐 20 分钟，起罐后使用艾条悬灸 5 ～ 10 分钟。

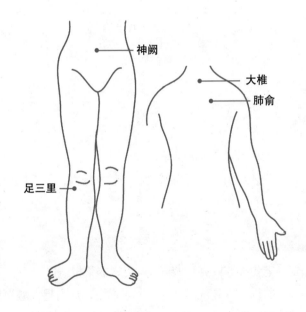

敷 贴 法

◎ 熨敷法 1

【组方】 辣椒叶适量，酒适量。

【用法】　将辣椒叶洗净捣烂、炒热，用酒调和，趁热敷于患处，以布束之。

◎ 熨敷法 2

【组方】　老鹳草 20 克，伸筋草 30 克，透骨草 30 克，食盐适量。

【用法】　将前 3 药切碎，加适量水浸泡，入锅内用食盐炒热，纱布裹，热熨两足涌泉部位和八髎穴，每次熨敷 6 ~ 8 小时。

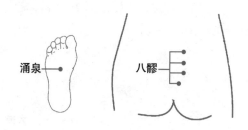

◎ 外敷法 1

【组方】　麦麸适量，米醋适量。

【用法】　麦麸焙黄，喷适量米醋后，装入袋内，敷于患处，覆被取汗。

◎ 外敷法 2

【组方】　老生姜 500 克，大枣 250 克，韭菜根适量。

【用法】　将以上 3 味洗净切碎，置于锅中，炒到起青烟为度，再入米酒，加盖片刻取起，以去火气，睡时敷患处，晨起除去。

二十

·············

产后自汗
盗汗

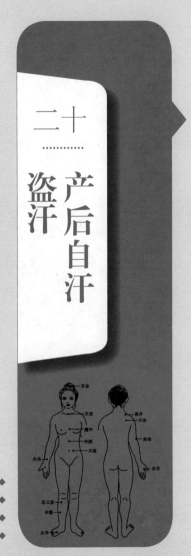

病因
症状
预防
调养

产妇于产后 2~3 天内出汗较多，为正常现象，其后应逐渐减少而止。若产妇产后出汗过多，或出汗时间过长而不能自止，且动则加剧，并出现面色发白，气短懒言，语声低怯，倦怠乏力，舌淡，苔薄，脉虚弱等症状者，称为产后自汗。产妇睡后汗出湿衣，醒来即止，则为产后盗汗，常与阴虚内热有关。

病 因

产后自汗盗汗主要是由于产妇素体虚弱，产时气血耗伤太多，肺气益虚，卫阳不固，腠理不密，导致自汗不止。或因素体阴虚，产时失血，阴血益亏，阴虚内热，迫汗外泄。

症 状

本病可以分为 2 种类型，症状如下：

（1）气虚　产后出汗较多，不能自止，动则加剧，时或恶风，面色㿠白，气短懒言，语声低怯，倦怠乏力。舌淡苔薄，脉虚弱。

（2）阴虚　产后睡中出汗，醒来自止，面色潮红，头晕耳鸣，口燥咽干，渴不思饮，或有五心烦热，午后较甚，腰膝酸软。舌嫩红，少苔或无苔，脉细数无力。

预 防

（1）加强体育锻炼，注意劳逸结合，避免思虑烦劳过度，保持精神愉快，少食辛辣厚味，是预防自汗盗汗的重要措施。

（2）汗出时，应当避风寒，以防感冒。汗出后，应及时用干毛巾将汗擦干。

（3）出汗多者，需经常更换内衣，并注意保持衣服、卧具干燥清洁。

调 养

中药方剂

◎ 黄芪玉屏风散加减

【材料】 黄芪20克，白术15克，防风9克，牡蛎30克（先煎），大枣10枚，煅龙骨18克，熟地黄12克，当归12克，升麻6克，神曲12克。

乳汁稀少者：加山海螺30克，鹿角片9克（先煎）。恶露多者：加炮姜6克，生蒲黄12克（包煎）。腰酸者：加巴戟天10克，淮牛膝10克。

【制法】 上药加适量水煎煮，连煎2次，去渣取汁，将2次药汁合并。

【用法】 每日1剂。早、晚各1次，温热口服。

【功效】 补气固表，和营止汗。适用于气虚型产后自汗。

◎ 生脉散加减

【材料】 太子参20克，麦冬15克，五味子9克，生牡蛎30克（先煎），当归9克，炒白芍15克，黄芩9克，知母10克，碧桃干10克，浮小麦30克。

汗出形寒者：加桂枝3克。神疲乏力者：加黄芪12克，当归10克。

【制法】 上药加适量水煎煮，连煎2次，去渣取汁，将2次药汁合并。

【用法】 每日1剂。早、晚各1次，温热口服。

【功效】 滋阴生津，益气敛汗。适用于阴虚型产后盗汗。

◎ 黑豆枣芪汤

【材料】 黑豆 100 克，大枣 20 枚，黄芪 50 克。

【制法】 上药加适量水煎煮，去渣取汁。

【用法】 每日 1 剂，早、晚各 1 次。

【功效】 补气止汗。适用于气虚型产后自汗。

◎ 小麦黄芪牡蛎汤

【材料】 小麦 30 克，黄芪 24 克，生牡蛎 18 克，红糖适量。

【制法】 先将生牡蛎加水煮 30 分钟，后下黄芪、小麦，再煮 60 分钟，调入红糖。

【用法】 饮汤，每日 1 剂。

【功效】 益气固表止汗。适用于气虚型产后自汗、盗汗。

◎ 麦枣汤

【材料】 浮小麦 50 克，大枣 50 克。

【制法】 上药加适量水煎煮，去渣取汁。

【用法】 每日 1 剂，早、晚各 1 次。

【功效】 补气养血敛汗。适用于气虚型产后自汗、盗汗。

◎ 浮小麦糯稻根饮

【材料】 浮小麦 30 克，糯稻根须 30 克。

【制法】 上药加水 2 大碗，煎成 1 碗。

【用法】 每日 1 剂，分 2 次服。

【功效】 除虚热，敛汗。适用于气虚型产后自汗、盗汗。

◎ 百合双参汤

【材料】 百合 25 克，太子参 25 克，北沙参 20 克，饴糖 50 克。

【制法】　将前 3 味药加适量水煎煮，放入饴糖。

【用法】　每日 1 剂，早、晚各 1 次。

【功效】　补气止汗。适用于气虚型产后自汗。

◎ 麻黄根汤

【材料】　当归 15 克，黄芪 15 克，麻黄根 15 克，牡蛎 15 克，浮小麦 15 克，人参 10 克，甘草 6 克。

【制法】　上药加适量水煎煮，连煎 2 次，去渣取汁，将 2 次药汁合并。

【用法】　每日 1 剂，早、晚各 1 次。

【功效】　益气固表止汗。适用于气虚型产后自汗、盗汗。

◎ 桑叶糯稻根须汤

【材料】　桑叶 1 把，糯稻根须 30 克。

【制法】　上药加适量水煎煮，去渣取汁。

【用法】　每日 1 剂，早、晚各 1 次，温热口服。

【功效】　养阴敛汗。适用于阴虚型产后盗汗。

◎ 碧桃干大枣汤

【材料】　碧桃干（未熟果风干，色绿者佳）15 枚，大枣 10 枚。

【制法】　上药加水适量煮汤。

【用法】　每晚 1 剂，连服 3 剂。

【功效】　滋阴清热止汗。适用于阴虚火旺型产后盗汗。

◎ 阴虚盗汗方

【材料】　麦冬 9 克，白芍 9 克，麻黄根 9 克，柏子仁 9 克，酸枣仁 9 克，茯神 9 克，党参 9 克，白薇 9 克，牡蛎（先煎）24 克，浮小麦 30 克，五味子 3 克。

【制法】　上药加适量水煎煮，连煎 2 次，去渣取汁，将 2 次药汁

合并。

【用法】 每日 1 剂，早、晚各 1 次，温热口服。

【功效】 益气养阴，补心敛汗。适用于阴虚型产后盗汗。

◎ 小麦龙眼汤

【材料】 小麦 30 克，龙眼肉 15 克，麦冬 15 克，大枣 5 枚。

【制法】 上药加水适量煮汤。

【用法】 每日 1 剂，早、晚各 1 次，温热口服。

【功效】 益气养阴，养血止汗。适用于阴虚型产后自汗、盗汗。

◎ 桑椹黄芪汤

【材料】 五味子 15 克，白芍 15 克，桑椹 15 克，黄芪 15 克。

【制法】 上药加适量水煎煮，去渣取汁。

【用法】 每日 1 剂，分 2 次服，连服 5 日。

【功效】 益气养阴，生津敛汗。适用于阴虚型产后盗汗。

药茶

◎ 糯稻根大枣茶

【材料】 糯稻根 50 克，大枣 50 克。

【制法】 将上 2 味加水煎汤。

【用法】 代茶频饮，每日 1 剂，连服 4 ~ 5 天。

【功效】 敛汗止汗。适用于气虚型产后自汗、盗汗。

◎ 产后止汗茶

【材料】 糯稻根 30 克，浮小麦 30 克，煅牡蛎 20 克，黄芪 15 克。

【制法】 水煎取汁。

【用法】 代茶饮，1 次温服。

【功效】 养心益胃，固表止汗。适用于气虚型产后自汗、盗汗。

◎ 盗汗茶

【材料】　黑豆衣 9 克，生黄芪 9 克，浮小麦 9 克，大枣 7 枚。

【制法】　将上药煎汤，取汁去渣。

【用法】　代茶饮，每日 1 剂，分 2 次服用。

【功效】　益气敛汗，调和营卫。适用于气虚型产后自汗、盗汗。

◎ 乌梅玉米芯茶

【材料】　玉米心 30 克，乌梅 5 克，红糖适量。

【制法】　将玉米心切碎，与乌梅一并水煎取汁，加红糖调味。

【用法】　代茶频饮。

【功效】　益气生津，敛阴止汗。适用于气虚型产后自汗、盗汗。

◎ 甘蔗叶浮小麦茶

【材料】　甘蔗叶 100 克，浮小麦 30 克。

【制法】　将甘蔗叶洗净，切碎放入砂锅中，浮小麦用小火炒黄，放入甘蔗叶锅中，加水适量，煎沸 15 ～ 20 分钟，去渣取汁。

【用法】　代茶饮。

【功效】　清热养阴，生津止汗。适用于阴虚型产后盗汗。

◎ 山茱萸茶

【材料】　山茱萸 20 克，地骨皮 3 克，黄芪 3 克，红糖适量。

【制法】　上述 3 味共为粗末，置茶杯中用沸水冲泡，焖 15 分钟，加红糖适量调味，代茶饮用；也可用水煎，取汁去渣。

【用法】　代茶饮，每日 1 剂，连服 5 日。

【功效】　滋阴清热，生津止渴，补虚敛汗。适用于阴虚型产后盗汗。

药粥

◎ 玉屏风粥

【材料】　黄芪 15 ～ 30 克，白术 12 克，防风 6 克，粳米 100 克，红糖适量。

【制法】 将前 3 味中药加水煎煮，去渣取汁，再加入粳米一并煮粥，加红糖适量即可。

【用法】 早、晚温热食用。

【功效】 益气健脾，固表止汗。适用于气虚型产后自汗。

◎ 二地萸肉粥

【材料】 生地黄 15 ～ 20 克，熟地黄 15 ～ 20 克，山茱萸 15 ～ 20 克，粳米 100 克，红糖适量。

【制法】 将生地黄、熟地黄、山茱萸洗净水煎，去渣。取药汁与粳米煮粥，待粥将成时，加入红糖稍煮即可。

【用法】 每日 1 ～ 2 次，温热食用。

【功效】 滋阴补肾，敛汗。适用于阴虚型产后盗汗。

◎ 黑豆小麦粥

【材料】 黑豆 30 克，浮小麦 30 克，粳米 100 克，大枣 5 枚。

【制法】 将黑豆、浮小麦洗净后加水煮熟，捞去黑豆、小麦。取汁与粳米、大枣同煮成粥。或将浮小麦、黑豆、大枣、粳米同煮成粥。

【用法】 每日 2 ～ 3 次，温热食用。

【功效】 滋阴止汗。适用于阴虚型产后盗汗。

◎ 生脉粥

【材料】 人参 6 克（或党参 15 克），麦冬 15 克，五味子 6 克，粳米 100 克，红糖适量。

【制法】 将人参（或党参）、麦冬、五味子加适量水煎煮，取汁去渣，再加入粳米及适量水，共煮成粥，入红糖调味。

【用法】 每日 1 剂，分 2 次温热食用。

【功效】 养阴益气，生津敛汗。适用于阴虚型产后自汗、盗汗。

◎ 五味补虚正气粥

【材料】 黄芪30克，浮小麦30克，人参10克，五味子6克，粳米90克，红糖适量。

【制法】 将黄芪、人参切片，放入冷水浸泡半小时，与五味子、浮小麦一同放入砂锅中，加适量水煎煮，连煎2次，去渣取汁，将2次药汁合并后分成2份。早、晚各用1份药汁加入粳米和水煮粥，粥成后入红糖调味。

【用法】 每日早、晚餐空腹食，5日为1个疗程。

【功效】 大补元气，固表止汗。适用于气虚型产后自汗。

◎ 猪肚羹

【材料】 猪肚1个，黄芪15克，人参3克，粳米50～100克，芡实30克，小麦、食盐、葱各适量。

【制法】 猪肚用食盐搓洗干净，和小麦同煮至半熟，取出猪肚细切；诸药切碎，装入纱布袋，扎紧口，与猪肚加水一同煮至熟烂，去药袋和猪肚。用肚汤与粳米煮粥，临熟入葱，放入调味品即成。

【用法】 随意吃猪肚，喝粥。

【功效】 益气补虚。适用于气虚型产后自汗。

◎ 黄芪牛肉粥

【材料】 浮小麦30克，生黄芪30克，牛肉100克，粳米100克，大枣10枚，山药15克，精盐适量，生姜适量。

【制法】 将黄芪、山药、浮小麦、大枣放入砂锅内，加水适量，煮30分钟捞出药渣。取药汁加入粳米煮成稀粥，再放入牛肉片、精盐、生姜，煮至肉熟即可。

【用法】 每日1剂，分2次温热食用。

【功效】 益气固表，调和营卫，止汗。适用于气虚型产后自汗、盗汗。

◎ 燕窝虫草粥

【材料】 燕窝 3 克，冬虫夏草 10 克，小米 100 克，红糖适量。

【制法】 将冬虫夏草用纱布包好后和燕窝、小米一同煮粥，粥熟后取出药包，放入红糖调味。

【用法】 空腹温热食用。

【功效】 养阴益胃，润肺补肾，补气止汗。适用于阴虚型产后体虚，盗汗、自汗。

药汤

◎ 黄芪黑豆羊肚汤

【材料】 黄芪 50 克，黑豆 50 克，羊肚 1 只，精盐等调料适量。

【制法】 将羊肚用精盐搓去内壁附着物，洗净，切成小块，放砂锅中，加入黄芪、黑豆、调料等，用小火炖煮，至羊肚熟烂即可。

【用法】 分数次佐餐食用。

【功效】 益气，止汗，敛阴。适用于气虚型产后自汗。

◎ 参芪鸽肉汤

【材料】 党参 20 克，黄芪 20 克，山药 30 克，净白鸽 1 只，精盐等调料适量。

【制法】 将白鸽肉切块放砂锅中，加党参、黄芪、山药、精盐等调料和水适量，小火炖煮 50 分钟，肉熟烂即成。

【用法】 饮汤食肉。隔日 1 次，连用 10 日。

【功效】 益气健脾，补中和胃。适用于气虚型产后自汗。

◎ 芡实泥鳅汤

【材料】 泥鳅 200 克，猪瘦肉 100 克，芡实 20 克，白术 6 克，黄芪 12 克，精盐适量。

【制法】 芡实、白术、黄芪洗净；猪瘦肉洗净，切片；泥鳅洗净，去鳃、内脏，起油锅，下泥鳅煎至微黄，备用。把芡实、白术、黄芪、猪瘦肉放入锅，加清水适量，大火煮沸后，小火煮1小时。然后下泥鳅，再煮20分钟，调味即可。

【用法】 饮汤食肉。

【功效】 补脾益气，固表止汗。适用于气虚型产后自汗。

◎ 知母麦地甲鱼汤

【材料】 知母24克，麦冬15克，干地黄30克，浮小麦30克，活甲鱼1只（重约500克），大枣15克，生姜15克，精盐适量。

【制法】 将甲鱼去肠杂，洗净斩块，并入沸水锅内焯去血水。其余用料洗净；大枣去核，清水浸泡30分钟；生姜拍烂。将全部用料放入锅内，加清水适量，小火煮2～2.5小时，加精盐调味。

【用法】 饮汤吃肉，一天之内服完。

【功效】 滋阴清热除蒸。适用于阴虚型产后盗汗。

【禁忌】 脾虚泄泻或兼有外邪入侵者不宜服用。

◎ 黄芪防风牛肉汤

【材料】 黄芪30克，防风15克，大枣15克，牛肉100克。

【制法】 将牛肉去筋膜，洗净切块；大枣去核，用清水浸泡30分钟；其余用料洗净。将全部用料放入锅内，加清水适量，小火煮2小时，加精盐调味。

【用法】 佐餐食用，一天之内服完。

【功效】 补气固表，和营止汗。适用于气虚型产后自汗。

【禁忌】 湿热内盛、外感发热及阴虚者不宜服用。

◎ 牛肉芪麦汤

【材料】 鲜牛肉250克，北黄芪30克，浮小麦30克，淮山药15克，大枣（去核）10枚，生姜7片，葱、食盐、胡椒面各适量。

【制法】 先将牛肉洗净，切成薄片；北黄芪、淮山药洗净，切碎，与浮小麦一起装入药袋，扎紧口。把牛肉片、药袋和洗净的大枣、葱、生姜片一同放入砂锅内，注入清水适量，共煮为汤。等到牛肉熟烂，捞出葱、姜片和纱布药袋不用，加入食盐、胡椒面调味即可。

【用法】 食肉饮汤。

【功效】 益气固表，调和营卫，补脾健胃，止汗。适用于气虚型产后自汗。

◎ 豆腐衣蛋汤

【材料】 豆腐衣2张，鹌鹑蛋8个，水发香菇2只，火腿肉25克，调料适量。

【制法】 豆腐衣撕碎，洒上少量温水湿润；鹌鹑蛋磕入碗内，加食盐适量，搅打均匀；香菇切丝；火腿切末。将炒锅放火上，加入猪油烧热，爆香葱花、姜末，倒入鹌鹑蛋，翻炒至凝结，加水煮沸，投入香菇，调入黄酒、食盐，煮15分钟，下入豆腐衣，撒上火腿末。

【用法】 每日1次，佐餐食用。

【功效】 养胃补虚强身。适用于产后体虚，自汗乏力，形体瘦弱。

保健菜肴

◎ 川贝母甲鱼

【材料】 甲鱼1只，川贝母5克，精盐、黄酒、花椒、生姜、葱各适量。

【制法】 将甲鱼切块，放蒸钵中，加入贝母、精盐、黄酒、花椒、生姜、葱，上笼蒸1小时。

【用法】 趁热佐餐食用。

【功效】 养阴清热。适用于阴虚型产后盗汗。

◎ 酿羊肚

【材料】 羊肚1个，糯米60克，大枣5枚。

【制法】 羊肚洗净；糯米用水浸透。把糯米与大枣同放羊肚内，缝好口，放盆内隔水炖熟。食时切开羊肚，调好味。

【用法】 佐餐食用。

【功效】 补益脾肺，固表止汗。适用于气虚型产后自汗。

◎ 蒸鳝鱼猪肉

【材料】 黄鳝 250 克，猪肉 100 克，精盐、酱油、黄酒、葱、生姜等适量。

【制法】 剖黄鳝，洗净，与猪肉均切成片，同放碗中，加精盐、酱油、黄酒、葱、生姜拌匀，上笼蒸熟。

【用法】 早、晚餐温热食用。

【功效】 益气补血。适用于气虚型产后自汗、盗汗。

◎ 贻贝浮小麦煲

【材料】 贻贝、浮小麦等份。

【制法】 将贻贝、浮小麦洗净，放入砂锅中同煮至贻贝熟烂。

【用法】 佐餐食用。

【功效】 滋阴补血敛汗。适用于阴虚型产后盗汗。

◎ 猪肉汤下牡蛎粉

【材料】 猪肉适量，牡蛎粉、麦麸（炒黄）各等份。

【制法】 猪肉洗净，煮浓汤，牡蛎粉与麦麸调匀，每取 3 克，放入猪肉汤内。

【用法】 每日 2 次，温热服。

【功效】 滋阴补虚，敛汗。适用于产后体虚，盗汗、自汗。

◎ 生地鲍鱼汤

【材料】 鲍鱼 10 个，生地黄 15 克。

【制法】 将鲍鱼和生地黄一并放入砂锅内煮汤。

【用法】 吃肉饮汤。

【功效】 滋阴清热，强壮身体。用于阴虚型产后盗汗。

熏洗坐浴法

◎ 法 1

【组方】 麦冬 30 克，艾叶 30 克，五味子 50 克，黄柏 40 克。

【用法】 取上药加水煎煮 1 桶，沐浴全身或泡浴，3 ~ 4 日 1 次。

◎ 法 2

【组方】 生黄芪 30 克，生牡蛎 30 克，生地黄 30 克，知母 10 克，黄芩 10 克。

【用法】 取上药加 3000 毫升水，煎取药汁，趁热熏蒸涌泉、神阙等穴。待药液温度适中后，用纱布蘸药液洗肺俞、心俞及神阙等穴，每次洗 10 分钟，每日 1 次。

敷 贴 法

◎ 湿敷法 1

【组方】 黄芪 15 克，麻黄根 20 克，艾叶 20 克，白术 10 克，防风 10 克，白芷 10 克。

【用法】 上药加水 600 毫升，煎至 300 毫升，去渣。将两只干净的纱布口罩浸泡其中，温度适中后，将纱布口罩敷盖在神阙、关元穴上 15 分钟。同样用上法敷肺俞、大椎两穴 15 分钟，每日 1 次。

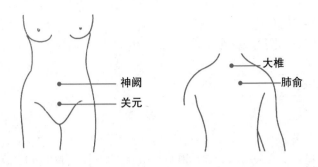

◎ 湿敷法 2

【组方】 乌梅 10 枚，生地黄 10 克，浮小麦 15 克，黄芪 12 克，透骨草 12 克，白芷 10 克。

【用法】 上药加水 600 毫升，煎至 300 毫升，去渣。将两只干净的纱布口罩浸泡其中，温度适中后，将口罩敷盖在神阙、气海穴上 15 分钟。同样用上法敷肺俞、心俞两穴 15 分钟，每日 1 次。

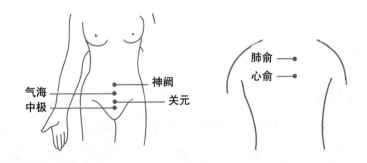

◎ 外敷法 1

【组方】 龙骨、赤石脂、牡蛎各适量。

【用法】 上药共研为粉末，敷于脐部以绢布包扎。

◎ 外敷法 2

【组方】 五倍子 10 克，朱砂 0.3 克，醋适量。

【用法】 将前 2 味药共研细末，用醋调敷脐。

◎ 外敷法 3

【组方】 黄柏 2 克。

【用法】 将黄柏研末，用温开水调糊，敷脐部。每日 1 次。

◎ 外敷法 4

【组方】 文蛤 3 克，何首乌 3 克，醋适量。

【用法】 将前 2 味药共研末，醋调糊状，敷脐部，纱布包扎。

◎ 外敷法 5

【组方】 五味子 10 克，醋适量。

【用法】 将五味子捣烂如泥，加适量醋调糊，摊在纱布上敷脐。

◎ 外敷法 6

【组方】 桑叶 15 克，五倍子 30 克，麻黄 9 克，若气虚加生黄芪 15 克。

【用法】 上药研粉，用食醋(气虚以黄芪煎汁代醋)调匀敷于脐中，并用胶布固定，每天换药 1 次。

◎ 外敷法 7

【组方】 五味子 100 克，五倍子 100 克，70% 酒精适量。

【用法】 将前 2 味药共研为细末，过筛，加入 70% 的酒精适量，调成稠糊状，装入瓶中密封待用，或现调现用。使用时将厚糊剂如鸽蛋大小置于事先准备好的 5 ～ 6 平方厘米的塑料薄膜或不透水的蜡纸上，然后将药贴在肚脐正中（冬天应加温），并以纱布覆于药膜上，用胶布固定，24 小时换药 1 次。

◎ 外敷法 8

【组方】 五倍子、煅龙骨各等份，醋适量。

【用法】 研成细末。每次取适量，用醋调成药饼，敷脐中，用胶布固定。于晚间睡前用，次日晨起剥去，连用 3 日。

◎ 足敷法

【组方】 酸枣仁、五倍子各等份，蜂蜜适量。

【用法】 共研为细末，贮瓶备用。临睡前取药粉 20 ~ 30 克，加入蜂蜜调成糊状，敷于两足心涌泉穴，外用绷带或布条包扎固定，次日晨起除去，每天换药 1 次。一般敷药 3 ~ 7 次可痊愈。

扑 粉 法

◎ 法 1

【组方】 麻黄根 30 克，硫黄粉 30 克，牡蛎 30 克。

【用法】 上药混合研粉外扑。

◎ 法 2

【组方】 旧蒲扇 1 把。

【用法】 旧蒲扇烧灰，纱布包裹，扑在汗出部位。

◎ 法 3

【组方】 牡蛎、糯米粉各等份。

【用法】 将牡蛎研极细末，与糯米粉一同研匀，扑于易出汗部位。

药 枕 法

◎ 法 1

【组方】 桂枝 1000 克，芍药 500 克，大枣 200 克，甘草 200 克，雄黄 100 克，辛夷 100 克，藿香 100 克，佩兰 100 克，皂角 20 克。

【用法】 上药分别烘干，共研细末，混合均匀，装入枕芯，制成药枕枕头。

◎ 法 2

【组方】 黑豆 1000 克，磁石 1000 克。

【用法】 黑豆、磁石分别打碎，混合均匀，装入枕芯，制成药枕枕头。

产后痉症

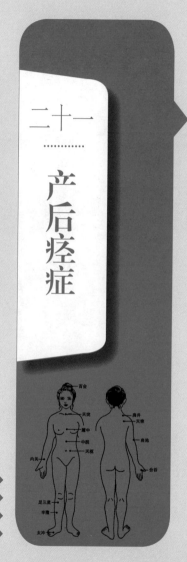

产褥期中，产妇突然出现项背强直，四肢抽搐，甚至牙关紧闭、角弓反张者，称为产后痉症。

病　因

产后痉症主要是因为产后失血伤津，阴虚内热，筋无所养；或产时创伤，感染邪毒直窜筋脉；或产后外感风寒。

症　状

本病可以分为几种类型，症状如下：

（1）**血虚**　产后出血过多，突然发痉。面色苍白，牙关紧闭，手足抽搐。舌质淡，脉虚细。

（2）**外感风寒**　产后失血较多，发热汗出恶风，项背强急。苔薄白，脉浮弦。

（3）**感染邪毒**　产后肌肉痉挛，身热恶寒，牙关紧闭，颈项强直，甚则角弓反张，面呈苦笑。舌黯红，苔薄黄，脉弦劲。

预　防

（1）产前加强产妇的饮食调养，增强产妇体质，防止发生贫血。

（2）分娩过程中要注意无菌操作及相关物品的消毒，尤其是医疗器械消毒，其次是产妇用的卫生物品的消毒。

（3）避免严重产伤及产后大出血。

（4）减少继发感染的发生。

（5）注意保暖，避免受凉。

调　养

中药方剂

◎ 解毒止痉汤

【材料】　荆芥穗 12 克，全蝎 4 克，蜈蚣（分吞）4 克。

【制法】　上药加适量水煎煮，连煎 2 次，去渣取汁，将 2 次药汁合并。

【用法】　每日 1 剂。早、晚各 1 次，温热口服。

【功效】　解毒祛风止痉。适用于感染邪毒型产后痉症。

◎ 三甲复脉汤

【材料】　白芍 15 克，生地黄 15 克，钩藤（后入）15 克，阿胶（烊化服）10 克，麦冬 10 克，天麻 10 克，龟甲 12 克，鳖甲（先入）12 克，石菖蒲 6 克，牡蛎（先入）20 克，甘草 5 克。

【制法】　上药加适量水煎煮，连煎 2 次，去渣取汁，将 2 次药汁合并。

【用法】　每日 1 剂。早、晚各 1 次，温热口服。

【功效】　滋阴养血，柔肝息风。适用于血虚型产后痉症。

◎ 养血祛风汤

【材料】　荆芥穗 10 克，当归 8 克，桑寄生 15 克，钩藤（后入）12 克。

【制法】　上药加适量水煎煮，连煎 2 次，去渣取汁，将 2 次药汁合并。

【用法】　每日 1 剂。早、晚各 1 次，温热口服。

【功效】 养血祛风。适用于外感风寒型产后痉症。

◎ 王氏产后痉症方

【材料】 红参 30 克，生黄芪 60 克，金樱子 60 克，鹿角胶 20 克，阿胶 20 克，鱼鳔胶 20 克。

【制法】 上药加适量水煎煮，连煎 2 次，去渣取汁，将 2 次药汁合并。

【用法】 每日 1 剂。早、晚各 1 次，温热口服。

【功效】 补气益血。适用于血虚型产后痉症。

◎ 卢氏产后病痉方

【材料】 全当归 13 克，生龙骨 13 克，细生地黄 16 克，生白芍 16 克，生龟甲 16 克，醋鳖甲 16 克，生牡蛎 16 克，干麦冬 10 克，阿胶（烊化服）10 克，鸡子黄 2 个，生甘草 4 克，荆芥穗炭 8 克。

【制法】 上药加适量水煎煮，连煎 2 次，去渣取汁，将 2 次药汁合并。

【用法】 每日 1 剂。早、晚各 1 次，温热口服。

【功效】 柔润息风，滋阴潜阳。适用于血虚型产后痉症。

◎ 增补柴胡汤

【材料】 柴胡 24 克，炒黄芩 12 克，石膏 12 克，人参 3 克，半夏 3 克，知母 6 克，炙甘草 6 克，炒黄芪 15 克。

【制法】 上药加适量水煎煮，连煎 2 次，去渣取汁，将 2 次药汁合并。

【用法】 每日 1 剂。早、晚各 1 次，温热口服。

【功效】 清热豁痰镇痉。适用于感染邪毒型产后痉症。

◎ 生地姜汁

【材料】 鲜生地黄（研取自然汁）500 克，生姜（研取自然汁）36 克。

【制法】 将生地黄、生姜各研取自然汁与渣备用。用生地黄汁炒生姜渣；再用姜汁炒地黄渣，然后焙干为细末。

【用法】 每次取 9 克，冲服，每日 3 次。

【功效】 清热凉血止血。适用于感染邪毒型产后痉症。

◎ 全蝎散

【材料】 全蝎适量。

【制法】 将全蝎焙干，研末备用。

【用法】 每次 3 克，每日 3 次，温开水冲服。

【功效】 解痉息风。适用于感染邪毒型产后痉症。

◎ 蚕豆壳散

【材料】 蚕豆壳适量，黄酒适量。

【制法】 蚕豆壳炒熟，研细。

【用法】 每次 10 克，每日 2 ～ 3 次，黄酒送服。

【功效】 驱逐风邪。适用于感染邪毒型产后痉症。

◎ 加减蠲饮六神汤

【材料】 仙半夏 9 克，橘红 9 克，石菖蒲 9 克，胆南星 9 克，制旋覆花 9 克，蒲黄炭 9 克，益母草 24 克，竹沥（冲服）15 毫升。

【制法】 上药加适量水煎煮，连煎 2 次，去渣取汁，将 2 次药汁合并。

【用法】 每日 1 剂。早、晚各 1 次，温热口服。

【功效】 清热豁痰镇痉。适用于感染邪毒型产后痉症。

◎ 加味止痉愈风汤

【材料】 全蝎 6 克，蜈蚣 3 条，荆芥穗 12 克，独活 12 克，僵虫 12 克，防风 12 克，当归 15 克，白芍 15 克，钩藤 15 克，甘草 3 克。

【制法】 上药加适量水煎煮，连煎 2 次，去渣取汁，将 2 次药汁合并。

【用法】 每日 1 剂。早、晚各 1 次，温热口服。

【功效】 清热豁痰镇痉。适用于感染邪毒型产后痉症。

药茶

◎ 霜茄子茶

【材料】 茶叶 3 克，经霜茄子 1 个，红糖 20 克。

【制法】 水煎取汁。

【用法】 代茶饮，每日 2 次。

【功效】 祛风通络，活血滋养。适用于产后痉症。

◎ 黄瓜花茶

【材料】 阴干黄瓜花 10 克。

【制法】 沸水冲泡。

【用法】 代茶频饮。

【功效】 清热养血平肝。适用于产后痉症。

药粥

◎ 黑豆粥

【材料】 黑豆 100 克，盐适量。

【制法】 黑豆加水久煮至烂熟，并加盐适量，调匀。

【用法】 随意食用。

【功效】 活血利水，祛风解毒。适用于产后痉症。

药汤

◎ 海鳗艾叶汤

【材料】 海鳗鱼头 2 个，艾叶（干品）100 克。

【制法】 将鳗鱼头洗净，与艾叶加水煎煮。

【用法】 食肉饮汤，每剂分 2 次服用。

【功效】 理气，散寒，祛风。适用于产后痉症。

◎ 天麻贻贝汤

【材料】 贻贝 30 克，天麻 15 克，枸杞子 15 克，干生地黄 15 克，龟甲 15 克，鳖甲 15 克，生牡蛎 15 克。

【制法】 将上 7 味药洗净，放入砂锅中，加清水适量，煲汤。

【用法】 每日 1 剂，饮汤，吃贻贝。

【功效】 补肝肾，益精血，息风润筋。适用于血虚型产后痉症。

◎ 黑豆棉籽汤

【材料】 黑豆 60 克，棉花子 120 克，槐籽（炒）15 克。

【制法】 将上 3 味洗净，放入砂锅中，加水适量煎汤。

【用法】 顿服，每日 1 剂。

【功效】 理血，祛风，解毒。适用于产后痉症。

◎ 定风甲鱼汤

【材料】 甲鱼 1 只（重约 500 克），干地黄 12 克，生白芍 12 克，麦门冬 9 克，阿胶 15 克，生龟甲 15 克，生牡蛎 30 克，鸡子黄 1 个，黄酒适量，精盐适量。

【制法】 将甲鱼去头及内脏，洗净，切块，放入砂锅中；将上述中药放入纱布袋中扎紧，放入甲鱼锅中，加清水适量，置大火上煮沸，然后改小火炖。待甲鱼肉烂，除去药包。入鸡子黄，加适量精盐、黄酒调味。

【用法】 饮汤，吃甲鱼肉。

【功效】 滋阴养血，柔肝息风。适用于血虚型产后痉症。

药酒

◎ 当归独活酒

【材料】 独活（去芦头）60克，大豆500克，当归10克，酒1000毫升。

【制法】 独活、当归碎细，酒浸一宿，大豆炒焦，令青烟出，投酒中封闭，候冷去渣即可。

【用法】 每次温饮1杯，每日3次。

【功效】 祛风除湿。适用于产后痉症。

◎ 鸡蛋黄阿胶酒

【材料】 鸡蛋黄4枚，阿胶40克，食盐适量，米酒或黄酒500毫升。

【制法】 将鸡蛋打破，根据用量去清取黄。将米酒倒入坛里，置文火上煮沸，加入阿胶化尽后，下入鸡蛋黄、食盐拌匀，再煮数沸即离火。冷却后贮入净器即可。

【用法】 每日早、晚各1次，每次随量温饮。

【功效】 补虚养血，滋阴润燥，止血息风。适用于血虚型产后痉症。

◎ 当归荆芥酒

【材料】 当归、荆芥穗各等份，酒适量。

【制法】 将当归、荆芥穗共研细末，每次取6克，放入砂锅中，加水7份，酒3份，煎至7份。

【用法】 每日1剂，温服。

【功效】 理血祛风。适用于感染邪毒型产后痉症。

◎ 黑豆独活酒

【材料】 黑豆300克，独活20克，白酒2000毫升。

【制法】 在锅中将干净的黑豆炒到焦黑，等到烟起，放进白酒中，封存。每用酒 1 盅，去豆入独活，同煎到约 30 毫升。

【用法】 饮酒，不拘时。

【功效】 祛风除湿。适用于产后痉症。

◎ 白术黑豆酒

【材料】 白术 45 克，黑豆 10 克，独活 30 克，黄酒 300 毫升。

【制法】 将前 3 味药捣碎，放入砂锅中，加酒煎至减半，去渣留液。

【用法】 温饮，每日 4 次，每日 1 剂，得汗即愈。

【功效】 健脾补虚，祛风止痉。适用于产后痉症。

◎ 豆淋川乌酒

【材料】 黑大豆 35 克，川乌头（炙）9 克，黄酒 1000 毫升。

【制法】 将炙川乌、黑大豆放锅里同炒半黑，再将黄酒倾锅内快速搅拌，以绢滤取酒，瓶装备用。

【用法】 口服，每次 30 毫升，每日 2 次。

【功效】 活血利水，祛风解毒。适用于产后痉症。

◎ 地黄生姜酒

【材料】 生地黄 200 克，生姜汁 100 毫升，清酒 2000 毫升。

【制法】 先用清酒煮地黄 60 分钟，加入姜汁，再煮沸 10 分钟即成。冷多，加肉桂末 5 克；热多，加生藕汁 100 毫升和匀。

【用法】 口服，每次 50 毫升，每日 3 次，温服。

【功效】 滋阴养血。适用于产后痉症。

◎ 独活人参酒

【材料】 独活 90 克，白鲜皮 30 克，羌活 60 克，人参 40 克，米酒 1000 毫升。

【制法】 将前4味药捣成粗末，放入酒坛内，加米酒搅拌浸湿，加盖浸泡7～10天，滤去药渣，澄清装瓶待用。

【用法】 口服，不拘时，每次温饮40毫升，不得过量致醉。

【功效】 祛风解痉，清热补虚。适用于产后痉症、体热头痛、困乏多汗。

◎ 仙人杖酒

【材料】 仙人杖根（鲜品）275克，白酒4000毫升。

【制法】 将鲜仙人杖根用凉开水迅速淘洗，沥去水液，晒干捣为粗末，以纱布袋盛装，扎紧袋口，放到小口酒坛内，注入白酒，密封坛口，浸泡30日即成。

【用法】 口服，每次10～15毫升，每日3次。

【功效】 祛风，散结，利水。适用于产后痉症。

◎ 黑豆酒

【材料】 黑豆660克，鸡矢白50克，米酒3500毫升。

【制法】 先将黑豆放锅中炒，令香熟，再入鸡矢白，同炒15分钟，趁热将米酒倾入有黑豆鸡矢白的锅内，最以绢滤去渣即成。

【用法】 口服，每次80毫升，每日2次，温服。

【功效】 祛风解痉。适用于产后痉症。

◎ 独活肉桂酒

【材料】 独活500克，肉桂90克，秦艽150克，白酒1500毫升。

【制法】 将前3味药捣碎，入布袋，放到容器中，加入白酒，密封浸泡3～7日后，过滤去渣即成。

【用法】 口服，初服每次30～50毫升，逐渐增加至100毫升，每日2～3次。

【功效】 祛风胜湿，温经通络。适用于产后痉症。

保健菜肴

◎ **醋浸木耳**

【材料】 黑木耳 30 克，醋 50 毫升。

【制法】 将黑木耳用醋浸泡 2 小时，煮熟即成。

【用法】 1 剂分 2 次吃完。

【功效】 补气益血，润燥止痉。适用于产后痉症。

◎ **熏洗法**

【组方】 当归 100 克，天麻 10 克，全蝎 10 克，胆南星 10 克，僵蚕 15 克，蜈蚣 2 条。

【用法】 取上药水煎后，熏洗双手，每次 20 ～ 30 分钟，每日 2 次。

敷 贴 法

◎ **外敷法 1**

【组方】 全虫 12 克，僵蚕 12 克，蜈蚣 12 克，胆南星 10 克，鲜竹沥适量。

【用法】 将前 4 味药共研细末，取药末 10 克，加入适量鲜竹沥调和成糊状，敷贴于脐孔上，每日 2 次，直至病愈。

◎ **外敷法 2**

【组方】 天麻、川芎、当归、姜黄、熟地黄各等量，陈醋适量。

【用法】 将上药碾为细末，取 15 ～ 30 克，用陈醋调和成厚膏，敷贴于脐孔上，覆盖固定。每日换药 1 次。

◎ **外敷法 3**

【组方】 当归、肉桂等份为末，醋适量。

【用法】 将适量药末加入醋调成泥状，摊在纱布上，直径约

20 毫米，厚约 2 毫米，敷贴于关元、气海穴，胶布固定。每日 1
换。

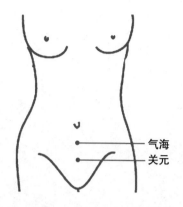

气海
关元

◎ 熨敷法

【组方】　精盐 15 ～ 30 克，麦麸、米醋适量。

【用法】　将精盐炒热，放置待温，填于产妇脐中（即神阙穴）、气
海穴，纱布扎牢，再将麦麸加适量米醋，炒热，装入布袋中，放在穴位
上熨。

二十二

产后失眠

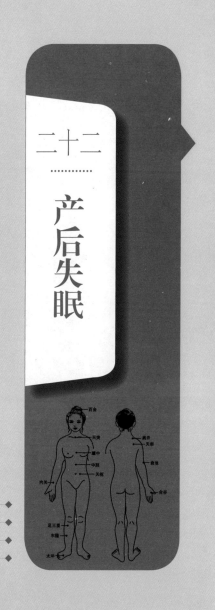

病因

症状

预防

调养

新产之后，产妇不易入睡，或整夜转侧，难以安睡，称为产后失眠。

病　因

（1）血虚，产后失血过多，心失血养，导致失眠。

（2）肝郁，产事不顺，情志抑郁，郁怒伤肝，心肝失调，导致失眠。

症　状

本病可以分为2种类型，症状如下：

（1）血虚　产后失眠，头晕眼花，心悸无力，面色萎黄。恶露或多或少，色淡质稀。舌淡，脉细弱。

（2）肝郁　产后抑郁不悦，失眠烦躁，嗳气叹息，胸胁闷胀，恶露不畅。苔薄，脉弦。

预　防

（1）产妇应注意保持乐观的心情。

（2）产妇还需要养成良好的睡眠习惯，例如早晨不要太贪睡；若夜晚睡眠太困难的话，最好也不要进行午睡。

（3）产妇在生产后要注意营养的补充，及早恢复体力，这样不仅能够帮助缓解已经出现的产后失眠症状，而且也有助于防止产后抑郁症的出现。

（4）产妇在产后要进行适当身体锻炼，但锻炼时间不要太接近睡觉时间，否则更易失眠。

调　养

中药方剂

◎ 归脾汤加减

【材料】　党参12克，黄芪15克，当归9克，川芎9克，远志9克，柏子仁9克，夜交藤15克，炒枣仁10克，旱莲草10克。

口干舌红者：加麦冬10克，石斛9克。心悸者：加磁石30克（先煎），五味子6克。

【制法】　上药加适量水煎煮，连煎2次，去渣取汁，将2次药汁合并。

【用法】　每日1剂。早、晚各1次，温热口服。

【功效】　养血安神。适用于血虚型产后失眠。

◎ 夜交藤汤合逍遥散

【材料】　柴胡10克，炒白芍10克，当归12克，白术10克，炙甘草3克，炒枣仁10克，广郁金10克，合欢皮10克，夜交藤15克，五味子6克。

咽燥口干，舌干少津者：加石斛12克，麦冬10克，北沙参12克。肝郁化火者：加牡丹皮9克，山栀12克。恶露不畅者：加生蒲黄9克，益母草15克。

【制法】　上药加适量水煎煮，连煎2次，去渣取汁，将2次药汁合并。

【用法】　每日1剂。早、晚各1次，温热口服。

【功效】　疏肝安神。适用于肝郁型产后失眠。

◎ 党参夜交藤汤

【材料】 党参 30 克，夜交藤 30 克，合欢皮 30 克，桑椹 30 克，徐长卿 30 克，酸枣仁 15 克，丹参 15 克，五味子 4 克，甘草 3 克。

【制法】 上药加适量水煎煮，连煎 2 次，去渣取汁，将 2 次药汁合并。

【用法】 每日 1 剂，睡前 1 小时服完。

【功效】 益气养血安神。适用于血虚型产后失眠。

◎ 太子参茯神汤

【材料】 太子参 15 克，茯神 15 克，酸枣仁 15 克，黄芪 15 克，白术 10 克，炙甘草 10 克，五味子 10 克，远志 6 克。

【制法】 上药加适量水煎煮，连煎 2 次，去渣取汁，将 2 次药汁合并。

【用法】 每日 1 剂。早、晚各 1 次，温热口服。

【功效】 养心健脾，宁心定志。适用于血虚型产后失眠。

◎ 茯神枣仁汤

【材料】 茯神 50 克，炒酸枣仁 30 克。

【制法】 上药加适量水煎煮，连煎 2 次，去渣取汁，将 2 次药汁合并。

【用法】 每日 1 剂，睡前服。

【功效】 益气养血安神。适用于血虚型产后失眠。

◎ 加味黄连阿胶汤

【材料】 黄连 5～10 克，阿胶（烊化）10 克，黄芩 10 克，白芍 10 克，鸡子黄 2 只。

【制法】 上药加适量水煎煮，连煎 2 次，去渣取汁，将 2 次药汁合并。

【用法】 每日 1 剂。早、晚各 1 次，温热口服。

【功效】　滋阴安神，交通心肾。适用于血虚型产后失眠。

◎　加味天王补心丹

【材料】　人参（另煎）10克，玄参10克，丹参10克，天冬10克，麦冬10克，当归10克，桔梗10克，柏子仁10克，酸枣仁10克，茯苓10克，生地黄12克，远志6克。

【制法】　上药加适量水煎煮，连煎2次，去渣取汁，将2次药汁合并。

【用法】　每日1剂。早、晚各1次，温热口服。

【功效】　养阴补心安神。适用于血虚型产后失眠。

◎　加味归脾汤

【材料】　党参10克，白术10克，当归10克，茯神10克，远志10克，龙眼肉10克，陈皮10克，炙黄芪12克，炒酸枣仁15克，首乌藤30克，木香6克，炙甘草6克。

【制法】　上药加适量水煎煮，连煎2次，去渣取汁，将2次药汁合并。

【用法】　每日1剂。早、晚各1次，温热口服。

【功效】　益气养血，宁心安神。适用于血虚型产后失眠。

◎　栀子枣仁汤

【材料】　山栀子15克，炒酸枣仁30克。

【制法】　上药加适量水煎煮，连煎2次，去渣取汁，将2次药汁合并。

【用法】　每日1剂，临睡时服。

【功效】　清肝降火，宁心安神。适用于肝郁型产后失眠。

◎　五味龙胆汤

【材料】　龙胆草25克，五味子10克。

【制法】　上药加适量水煎煮，连煎2次，去渣取汁，将2次药汁合并。

【用法】　每日1剂，临睡时服。

【功效】　清肝泻火，安神。适用于肝郁型产后失眠。

◎ 柴胡栀子汤

【材料】　柴胡 5 克，山栀子 12 克，黄芩 12 克，僵蚕 10 克，远志 10 克，龙胆草 10 克，姜黄 6 克，蝉蜕 6 克，天竺黄 3 克，合欢皮 15 克。

【制法】　上药加适量水煎煮，连煎 2 次，去渣取汁，将 2 次药汁合并。

【用法】　每日 1 剂。早、晚各 1 次，温热口服。

【功效】　清肝解郁，宁心安神。适用于肝郁型产后失眠。

◎ 加味温胆汤

【材料】　半夏 10 克，陈皮 10 克，茯苓 10 克，枳壳 10 克，竹茹 10 克，甘草 5 克。

【制法】　上药加适量水煎煮，连煎 2 次，去渣取汁，将 2 次药汁合并。

【用法】　每日 1 剂。早、晚各 1 次，温热口服。

【功效】　清热涤痰，安神定志。适用于血虚型产后失眠。

药茶

◎ 桑椹酸枣仁茶

【材料】　桑椹 20 克，酸枣仁 5 克。

【制法】　水煎取汁。

【用法】　代茶饮，每日 1 剂。

【功效】　养血固脱。适用于血虚型产后失眠。

◎ 夜交藤合欢皮茶

【材料】　夜交藤 30 克，合欢皮 30 克，大枣 10 枚。

【制法】　水煎取汁。

【用法】　代茶饮，每日 1 剂。

【功效】　疏肝宁心。适用于肝郁型产后失眠。

◎ 疏肝宁心茶

【材料】 合欢皮 12 克，夜交藤 12 克，赤茯苓 12 克，当归 12 克，柴胡 9 克，郁金 9 克，炒酸枣仁 9 克，远志 9 克，炒白术 10 克，炒白芍 10 克，磁石（先煎）15 克。

【制法】 水煎取汁。

【用法】 代茶饮，每日 1 剂。

【功效】 疏肝宁心。适用于肝郁型产后失眠。

◎ 龙胆莲心茶

【材料】 竹茹 15 克，龙胆草 6 克，莲子心 6 克，红糖适量。

【制法】 将龙胆草切细，和竹茹、莲子心放入大茶缸中，沸水冲泡 15 分钟，再入红糖调味。随饮随加水，直至味淡色清。

【用法】 代茶饮，每日 1 剂。

【功效】 清热降火，安神。适用于肝郁型产后失眠。

◎ 养血安神茶

【材料】 炙黄芪 10 克，党参 10 克，茯苓 10 克，柏子仁 10 克，麦冬 10 克，当归 8 克，川芎 6 克，五味子 3 克，龙齿（先煎）30 克，炙甘草 5 克，生姜 2 片。

【制法】 水煎取汁。

【用法】 代茶饮，每日 1 剂。

【功效】 养血安神。适用于血虚型产后失眠。

◎ 脑清茶

【材料】 炒决明子 250 克，菊花 20 克，合欢花 20 克，橘饼 20 克，何首乌 20 克，五味子 20 克，麦冬 60 克，枸杞子 60 克，桂圆肉 60 克，桑椹（黑者）120 克。

【制法】 上述中药共为细末，开水冲泡。

【用法】 代茶饮，每次 15 克，每日 2 次。

【功效】 清肝解郁，养心安神。适用于肝郁型产后失眠。

药粥

◎ 合欢花粥

【材料】 合欢花 30 克（鲜品 50 克），粳米 50 克，红糖适量。

【制法】 将合欢花、粳米、红糖一起放入锅内，加清水 500 毫升，用小火煮至粥稠即可。

【用法】 睡前温热食用，每日 1 次。

【功效】 解郁安神，活血。适用于肝郁型产后失眠。

◎ 何首乌大枣粥

【材料】 何首乌（研末）30 克，粳米 50 克，大枣 2 枚，白糖适量。

【制法】 将后 3 味煮成稀粥，然后调入何首乌粉，轻轻搅匀，用小火烧至数滚，焖 5 分钟。

【用法】 早、晚餐温热食用。

【功效】 益气固脱安神。适用于血虚型产后失眠。

◎ 黄芪人参粥

【材料】 人参粉 3 克，黄芪 15 克，粳米 100 克，红糖适量。

【制法】 将黄芪洗净，水煎，取汁去渣，再加入洗净的粳米和人参粉同煮，直至粥熟。然后将红糖放另一锅中，加水适量，熬汁，再将糖汁慢慢加入热粥中，搅拌均匀即成。

【用法】 早、晚空腹食用。

【功效】 益元气，补五脏，养心神，固表止汗。适用于血虚型产后失眠。

◎ 八宝粥

【材料】 芡实 6 克，薏苡仁 6 克，白扁豆 6 克，莲肉 6 克，山药 6

克，大枣 6 克，桂圆肉 6 克，百合 6 克，粳米 150 克，红糖适量。

【制法】 将上述前 8 味药加水煎 40 分钟，再加入洗净的粳米继续煮，等到米煮烂时调入红糖即可。

【用法】 分顿食用，连吃数日。

【功效】 健脾胃，补肾益气，养心安神。适用于血虚型产后失眠。

◎ 小麦大枣粥

【材料】 小麦 50 克，粳米 100 克，大枣 5 枚，桂圆 15 克，红糖适量。

【制法】 将小麦淘洗干净，用热水浸泡；粳米、大枣洗净；桂圆肉切成细粒，然后和小麦、粳米、大枣放入锅中，加水共煮为粥，起锅时加入红糖。

【用法】 趁热食用，每日 2 ~ 3 次。

【功效】 养心益肾，补益脾胃，除烦安神。适用于血虚型产后失眠。

◎ 养心粥

【材料】 人参 10 克（或党参 30 克），大枣 10 枚，麦冬 10 克，茯神 10 克，糯米 100 克，红糖适量。

【制法】 将人参或党参（切片）、麦冬、枣、茯神水煎，取汁去渣，和洗净的糯米同煮，成粥后，调入红糖即可。

【用法】 每日 1 ~ 2 次，温热食用。

【功效】 益气健脾，养心安神。适用于血虚型产后失眠。

◎ 大枣桑椹粥

【材料】 桑椹 30 克（鲜品 50 克），大枣 10 枚，粳米 100 克，红糖适量。

【制法】 先将桑椹浸泡片刻，洗净后和大枣、粳米同入砂锅煮粥，粥熟后调入红糖调味。

【用法】 每日 2 次，空腹温热食。

【功效】 养血明目，滋补肝肾。适用于血虚型产后失眠。

◎ 夜交藤粥

【材料】 夜交藤 60 克，粳米 50 克，大枣 2 枚，红糖适量。

【制法】 夜交藤用温水浸泡片刻，加清水 500 毫升，煎取药汁 300 毫升，放入粳米、红糖、大枣（去核），再加水 200 毫升，煮到粥稠，焖 5 分钟。

【用法】 每日临睡前 1 小时温热食。

【功效】 养血安神，祛风通络。适用于血虚型产后失眠。

◎ 双仁粥

【材料】 酸枣仁 10 克，柏子仁 10 克，大枣 5 枚，红糖适量，粳米 100 克。

【制法】 先将酸枣仁、柏子仁、大枣放入锅中，加水煎煮，去渣取汁，加入洗净的粳米煮粥，粥熟时调入红糖稍煮即可。

【用法】 每日 1 ～ 2 次，空腹温热食。

【功效】 补血养心，健脾益气。适用于血虚型产后失眠。

药汤

◎ 大枣桂圆银耳汤

【材料】 桂圆肉 15 克，银耳 10 克，大枣 5 枚，红糖适量。

【制法】 将银耳、大枣洗净，与桂圆肉一同放入锅中，加适量清水，用小火炖至熟烂，加入红糖即可。

【用法】 每日早、晚各 1 次，连服 1 周。

【功效】 补血养阴安神。适用于血虚型产后失眠。

◎ 玫瑰花羊心汤

【材料】 鲜玫瑰花 50 克，羊心 50 克，精盐适量。

【制法】 将羊心洗净切片，与玫瑰花一同入锅，加水适量炖煮，等到羊心熟烂时放入调味品即成。

【用法】 食肉，饮汤。

【功效】 疏肝解郁，补心安神。适用于肝郁型产后失眠。

◎ 芹菜合欢汤

【材料】 鲜芹菜 90 克，合欢花 30 克，精盐适量。

【制法】 将芹菜洗净切段，与合欢花一起放入锅中，加适量水煮汤，等到汤成后，入精盐适量调味。

【用法】 睡前饮服。

【功效】 清肝解郁，养心安神。适用于肝郁型产后失眠。

药酒

◎ 杞蓉补酒

【材料】 枸杞子 30 克，何首乌（制）30 克，肉苁蓉 30 克，麦冬 30 克，当归 20 克，补骨脂 20 克，淮牛膝 20 克，红花 20 克，神曲 20 克，茯苓 20 克，栀子 10 克，冰糖 150 克，白酒 2000 毫升。

【制法】 将前 11 味药共研为粗末，用纱布袋装，扎紧口，置容器中，加入白酒，浸泡 14 日，去渣过滤取液，再将冰糖打碎入药酒内，混合均匀，分 500 毫升、750 毫升 2 种瓶装备用。

【用法】 口服，每次 10 ~ 15 毫升，每日 2 次。

【功效】 养血安神，补益心脾。适用于血虚型产后失眠。

保健菜肴

◎ 百合蜜

【材料】 鲜百合 80 克，蜂蜜适量。

【制法】 将鲜百合与蜂蜜拌匀，蒸熟。

【用法】 每日 1 剂，睡前食。

【功效】 养阴除烦。适用于血虚型产后失眠。

◎ 桂圆肉煮鸡蛋

【材料】 桂圆肉 30 克，鸡蛋 1 枚，红糖适量。

【制法】 将桂圆肉、鸡蛋一起放入锅中，加水适量，共煮直至蛋熟。然后取出鸡蛋，去壳后放入锅中再煮 10 分钟，放入红糖调味。

【用法】 食蛋，饮汤。每日 2 次。

【功效】 养血安神，补益心脾。适用于血虚型产后失眠。

按摩法

◎ 法1

【操作方法】 产妇取俯卧位，选择三捏一提法，医者自下而上，循行于膀胱经背俞穴之上，手法可以稍重，适当超过产妇的耐受度，共施 3 遍。

◎ 法2

【操作方法】 医者以自己的劳宫穴对应产妇神阙穴，小振幅，高频率振法，轻柔而规律，5 ~ 10 分钟。

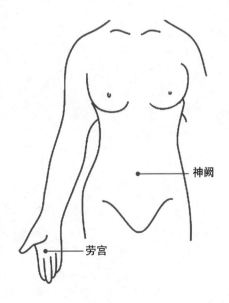

神阙

劳宫

敷 贴 法

◎ 湿敷法

【组方】 磁石 20 克，刺五加 20 克，茯神 15 克，五味子 10 克。

【用法】 先煎磁石 30 分钟，再加入其余药物，再煎 30 分钟，去渣取汁。将一块干净的纱布浸泡于药汁中，趁热敷于产妇前额和太阳穴，每晚 1 次，每次 20 分钟。

参 考 文 献

[1] 黎小斌，李丽芸. 妇科病效验秘方 [M]. 北京：化学工业出版社，2011.

[2] 程爵棠，程功文. 中国丸散膏丹方药全书：妇科病 [M]. 北京：学苑出版社，2011.

[3] 秦芬. 妇科病调治与生活宜忌 [M]. 上海：上海科学技术文献出版社，2012.

[4] 史锁芳. 妇科病调养食方 [M]. 南京：江苏科学技术出版社，2008.

[5] 徐杰，蔡昱. 妇科病中西医实用手册 [M]. 北京：人民军医出版社，2014.

[6] 崔应珉，张晓丹，陈淑玲. 中华名医名方薪传：妇科病 [M]. 郑州：郑州大学出版社，2009.

[7] 徐丙兰，钱俊华. 古今中医妇科病辨治精要 [M]. 北京：人民军医出版社，2007.